KB179534

플로차트 한약치료

FlowChart

플로차트 한약치료

韓藥治療

니미 마사노리 지음
권승원 옮김

청홍

FLOWCHART KANPOYAKU CHIRYO by Masanori Niimi
Copyright © Masanori Niimi, 2011
All rights reserved.
Original Japanese edition published by Shinkoh Igaku Shuppansha Co., Ltd.
Korean translation rights © 2017 by Jisang Publishing Co.
Korean translation rights arranged with Shinkoh Igaku Shuppansha Co., Ltd., Tokyo through EntersKorea Co., Ltd. Seoul, Korea

이 책의 한국어판 저작권은 (주)엔터스코리아를 통해
저작권자와 독점 계약한 도서출판 지상사(청홍)에 있습니다.
저작권법에 의하여 한국 내에서 보호를 받는 저작물이므로 무단전재와
무단복제를 금합니다.

임상가들에게 청량제 역할

한의 치료의 핵심은 한약 처방입니다. 2000년의 경험 축적과 그 전달의 힘에 입어 오늘날 우리 한의사들은 배타적 치료 권한을 잘 행사하고 있습니다. 처방을 선택하는 원칙에는 크게 원인 중심의 본치와 표면에 나타나는 증상 중심의 표치가 있습니다. 이에 따라 첫 번째로 출격하는 처방이 정해집니다.

재진 때는 먼저 처방의 효능을 보면서 계속 그 패를 던질 것인가 아니면 다른 처방을 가동할 것인가가 고민스러워집니다. 다수의 증상을 가지고 있을 때 일부의 증상은 개선되더라도 나머지 증상은 그대로 있다면 그대로 갈 것인가 혹은 새롭게 변증할 것인가가 문제가 됩니다. 이와는 달리 사용한 처방이 전혀 효능을 나타내지 못하거나 오히려 그 부작용으로 당황스러울 때도 적지 않습니다. 이와 같은 경우 어떻게 대처해야 할지 난감해지며, 다른 사람들의 경험을 보고, 참고문헌을 찾게 됩니다. 이러한 고민을 덜어 줄 진료용 책이 2011년 일본에서 나왔습니다.

처방 사용 순서라는 의미의 『플로차트 한방약치료』가 바로 이것인데, 판을 거듭하면서 거의 40쇄에 이를 정도로 목마른 임상가들에게 청량제 역할을 하였습니다. 지은이는 옥스퍼드 대학에서 의학박사를 받을 정도로 국제 감각과 시대 흐름을 읽을 줄 아는 명의로서, 이해하기 어려운 한방 전문용어를 전혀 사용하지 않고, 진단명이나 현대의학의 증상명에 의거한 한방 처방 사용의 흐름을 정리하였습니다. 한의학의 관점에서 벗어났다고 하더라도 오늘날 품질 보증이 된 한방 처방들이 많은 임상 근거를 토대로 사용되고 있다는 현실을 반영하고 있습니다. 의자(醫者)는 의야(意也)라는 주관성과 개별성에서 벗어나 과학과 근거에 기반을 둔 한방 처방의 활용을 기대하면서 추천하는 바입니다.

2017년 7월

경희대학교 한방병원
조기호 교수

가장 타당한 처방을 선택

니미 마사노리 선생은 우선 자기 자신과 자기 가족에게 한약을 사용하면서 그 효과를 확인했습니다. 저도 예전에 그렇게 했습니다.

이 책에는 한의학 이론이나 한의학 특유의 용어가 하나도 등장하지 않지만, 쉽습니다. 대신 플로차트로 증상을 키워드로 사용해 처방을 선택합니다. 한방의학만 바라보며 살아온 저로선 실로 대단한 발상이 아니라 할 수 없습니다. 우선 가장 타당한 처방을 선택해 보고, 그 처방이 효과가 없으면 다음으로 사용할 처방을 생각해 보는 방식입니다. 이런 책이야말로, 실제 임상에서 큰 역할을 할 것이라 생각합니다.

"그 증상에는 이 처방을 선택한다" 최적으로 생각되는 처방을 선택하는 것, 그것이 바로 정석이겠죠. 그것은 과거부터 현재까지 여러 선배들이 사용해 본 경험에 기초한 것으로 선인들 지혜의 집결입니다.

한방의학을 할 때도 무엇보다 우선 "정석"을 사용하는 것을 기억해 둘 필요가 있습니다. 배우는 사람에겐 우선 정석을 기억하고, 정석을 열심히 응용하는 것이야 말로 최고의 공부입니다. 처음부터 정석을 무시해서는 무엇도 되지 않습니다.

명의라고 알려진 오츠카 게이세츠 선생도 한 번의 처방 결정

만으로 곧장 치유라는 결과를 매번 얻어 내진 못했습니다. 우선 정석으로 생각되는 처방을 씁니다. 효과가 없으면 다음 처방을 생각합니다. 시행착오는 한방치료를 하는 데 있어 피할 수 없는 것입니다. 치료를 위해 모두 필요한 수순입니다.

그렇게 이 책에는 지금 바로 사용할 수 있는 처방이 들어 있습니다. 제가 한방에 입문하던 시절을 떠올려보니, 이 책이 그 당시에 있었다면 참 좋았겠다는 생각이 듭니다. 이제 막 한약을 열심히 공부해 보려고 하는 분들에게 권해드립니다.

사단법인 일본동양의학회
전 회장 명예회원 마쓰다 구니오

한약 사용을 위한 쉬운 입문서

한방에 흥미를 가진지 약 10년. 마쓰다 구니오 선생에게 배우기 시작한지가 4년여가 되어 갑니다. 수년 전부터 『알기 쉬운 한방 입문강좌』를 전국에서 시행하며, 그 강좌의 현장감을 그대로 살려 "정말로 내일부터 사용할 수 있는 한방약"을 써나갔습니다. 한방을 싫어했던 과거를 생각하면서 한약은 어쩐지 수상한 것이라고 느꼈던 과거 저와 같은 선생님들에게 보다 알기 쉽게 해설하여, 쾌심의 역작이라며 스스로 취해 있었던 시기도 있었습니다. 하지만, 이 책을 봐도 좀처럼 한약을 어떻게 사용해야 하는지 알 수 없다는 의견도 적지 않았습니다.

그래서 한의학 이론도! 한의학 용어도 일절 사용하지 않은 책을 쓰기로 했습니다. 그리고 한의학의 세계에서 금기시되는 플로차트를 만들었습니다. 한의학에서는 유효 타율을 높이기 위해 한의학 이론을 활용하는 전통적 방식의 한의학 진료를 통해 처방을 선정하고 사용하게 됩니다. 그것을 알고 있지만, "어떤 ○○이든"이라고 이야기하며 처방을 배열했습니다.

그래서 사실, 유효 타율이 기대만큼 그다지 높지 않을 수 있습니다. 그렇지만 지금의 서양의학 치료로는 해결되지 않는 환자분의 고통을 위해서는 이 정도로도 충분하지 않나 생각합니다. 꼭! 이 "플로차트 현대적 한약치료"를 사용하여 아직도 한약을 사용하고 있지 않은 환자들에게 착착 사용해 주세요. 타율은 낮을 수 있으나, 꽤 유효할 것입니다. 그리고 타율을 올리려면 한약을 사용하면서 열심히 공부해 주세요.

이 책은 일단 실제 임상에서 정말로 한약을 사용할 수 있게 하기 위한 입문서입니다. 꼭 "정말로 내일부터 사용할 수 있는 한약 시리즈(역자 주: 현대한방총서 시리즈 [국내 번역])"를 함께 읽어 주시길 바랍니다.

좋은 날

니미 마사노리

한약에도 다양한 처방이 있다

2015년『간단한방처방』을 시작으로 벌써 4번째 니미 선생의 책을 번역하게 되었습니다. 이번에 출간하게 된『플로차트 한약처방』는 사실 니미 선생이 새롭게 펼쳐 낸 '모던 한방 시리즈'의 필두에 해당하는 책입니다. 플로차트가 먼저 나오고, 이 플로차트를 사용하는 방법으로『간단한방처방(모던한방-간단)』,『간단한방철칙(모던한방-철칙)』순으로 출간되었어야 마땅하나 '국내 한의사들의 실정에 플로차트가 꼭 필요할까?'라는 개인적인 생각에 나중 시리즈를 먼저 번역하게 되었습니다.

두 권의 책을 번역하고 난 뒤, 가장 많이 받은 질문 중 하나가 "선생님, 플로차트는 번역하지 않는지요?" "처방, 철칙 책을 읽어보니 플로차트가 너무 궁금합니다" 였습니다. 그때마다 플로차트 번역을 해야겠구나하고 생각하면서도 이런 저런 일로 지체되던 차 드디어 플로차트를 번역하여 내놓습니다.

이번 플로차트를 번역하며 제가 바란 것은 크게 3가지입니다.

먼저, 초보 한의사들 그리고 오랜 경력을 가진 한의사이지만 순간 처방의 길을 잃은 한의사들에게 도움이 되길 바랐습니다. 플로차트에서는 각 질환에 비교적 안전하면서도 어느 정도 효과를 볼 수 있는 처방을 '제1선택약'으로 사용합니다. 환자분에게 어떤 처방을 드려야 할지 막막할 때, 일단 이 플로차트대로 따라가다 보면, 일정 정도의 효율성을 얻을 수 있으리라 생각합니다.

두 번째 바란 것은 일반인들에게 보다 친숙한 한약입니다. 한약처방이라고 하면, 뭔가 신비로운 것이 있을 것 같고, 양약과는 다른 신비로움 속에 사로잡혀 있을 것이라 생각하는 일반인들이 많습니다. 하지만 한약에도 다양한 처방이 있으며, 이번에 복용했던 처방이 잘 듣지 않아도 다른 처방을 복용해 볼 수 있는 수가 있다는 것을 알고 계신 일반인들은 많지 않습니다. 한 수 한 수 선택해 가는 이 과정을 보면서, '아, 내가 지난 번 먹은 한약이 효과가 없었다 해서 한약이 효과가 없는 것은 아니구나~!'라고 느끼셨으면 합니다.

니미 선생은 플로차트식으로 한약을 사용하길 권유하면서 하나의 전제조건을 달았습니다. '의료보험'이 되는 약이라는 것입니다. 의료보험이 되니 비용 부담이 크지도 않으니, 서양의학 치료로 난관에 부딪힌 상황을 한약으로 한번쯤 타계해 보자는 식의 사고방식입니다. 하지만 일본과 우리나라는 한약 의료보험 적용 범위에 큰 차이가 있습니다. 우리나라는 56종의 한약처방에만 보험 적용이 되고 있지만, 일본은 약 140여종의 한약처방에 보험 적용을 하고 있습니다. 최대한 보험 적용 하에서 쉽게 이 플로차트를 사용할 수 있도록, 니미 선생의 책에 국내 보험 적용 현황을 조금 덧입혀 보았습니다. 국내에 딱 맞는 보험 적용 처방이 없다면, 56종의 한약 조합을 통해 비슷한 처방을 만드는 법도 제시해 드렸습니다. 진료를 하는 한의사분들에게는 하나의 팁이, 한의 진료를 받을지 고민하는 일반인들에겐 '어떤 약이 보험이 되는지'에 대한 유익한 정보가 되리라 확신합니다.

제가 일본 한방의학에 접근할 수 있는 첫 길을 열어주시고, 항상 조언을 아끼지 않으시는 은사 조기호 교수님께 감사드립니다. 플로차트를 내기까지 청홍 최봉규 대표님께서 끝없는 지원을 아끼지 않으셨습니다. 대표님 덕에 이 책이 빛을 봅니다. 마지막으로 항상 곁에서 응원을 아끼지 않고, 꼭 필요한 조언을 해주는 아내 아리에게 무한한 감사의 인사를 전합니다. 더운 여름, 이 플로차트가 한약처방에 목마른 여러분의 시원한 아이스 아메리카노가 되길 기대합니다! 읽어주셔서 감사합니다.

2017년 7월
장맛비가 내리는 날에
권승원

목차

추천의 글/ 임상가들에게 청량제 역할
추천의 글/ 가장 타당한 처방을 선택
시작하며/ 한약 사용을 위한 쉬운 입문서
역자의 글/ 한약에도 다양한 처방이 있다

1장 보완의료로써의 한약 ······ 21
민간약인 웅담 ······ 22
민간약과 한약의 차이 ······ 24
한약은 변화구 ······ 26
한방의 지혜란? ······ 28
현대적 한약치료와 전통적 한의학치료 ······ 30
보완의료로써의 한약 ······ 32
한방의료의 미래 ······ 34

2장 플로차트 활용 수칙 ······ 37
첫째 룰을 알자 ······ 38
둘째 대화하는 법을 공부하자 ······ 40
셋째 복용법을 잘 설명하자 ······ 42
넷째 부작용에 대해 잘 설명하자 ······ 44
다섯째 수차례 처방했지만 낫지 않을 때의 대화방법 ······ 46
여섯째 타율보다 "치는 것"이 중요 ······ 48

3장 질환별 한약 플로차트 ······ 51

● 호흡기
감기 예방을 원한다! ······ 52
독감(인플루엔자) ······ 54
감기에 걸릴 것 같다 ······ 56
튼튼한 체격의 감기 ······ 58
약간 튼튼한 체격의 감기 ······ 60
약간 약한 체격의 감기 ······ 62

약한 체격의 감기 ········ 64
기침 ········ 66
마른기침 ········ 68
COPD나 기관지 확장증 ········ 70
천식 ········ 72

● 소화기
변비 ········ 74
마자인환(대황)으로 복통이 생기는 변비 ········ 76
설사(양약으로 무효) ········ 78
가슴쓰림 ········ 80
과민성 대장증후군 ········ 82
치핵 ········ 84
반복되는 장폐색 ········ 86
구내염 ········ 88
간염 ········ 90

● 순환기
고혈압 ········ 92
기립성 저혈압 ········ 94
두근거림(서양의학적으로 이상이 없는 경우) ········ 96

● 비뇨기
빈뇨 ········ 98
방광염 ········ 100
요로결석 ········ 102
발기부전 ········ 104

● 정신 신경계
수면장애 ········ 106
수면장애(시호제를 사용하고 싶다면) ········ 108
편두통 ········ 110
두통(편두통 이외) ········ 112
신경통 ········ 114

치매 ································ 116
악몽 ································ 117
우울 상태 우울증 ································ 118

● 운동기질환
정형외과적 질환의 진통제 ································ 120
요통 급성기(요추 염좌) ································ 122
좌골신경통 ································ 124
간헐성 파행 ································ 126
만성 요통 ································ 128
변형성 슬관절염 ································ 130
채찍질 손상 및 경추증 ································ 132
타박 염좌 ································ 134

● 부인과
갱년기 장애 유사증상 ································ 136
갱년기 장애와 부인과 질환 ································ 138
월경 전 증후군 ································ 140
월경량이 많다 ································ 142
생리 임신 출산으로 악화 ································ 143
임신 시 한약 ································ 144
유선통 ································ 146
불임 습관성 유산 ································ 147

● 이비인후과
꽃가루 알레르기 ································ 148
어지러움 ································ 150
어지러움 (키워드로 처방) ································ 152
부비동염 ································ 154
편도염 ································ 156
코피 ································ 157

● 안과
알레르기성 결막염 ································ 158

● 피부과

습진 아토피 ········· 160
습진 아토피 (키워드로 처방) ········· 162
습진 아토피로 인한 피부 가려움 ········· 164
두드러기 ········· 166
주부습진 ········· 168
여드름 ········· 170
대상포진 후 신경통 ········· 172

● 노인 의학

초로기의 호소 ········· 174
마지막까지 건강하게 ········· 175

● 소아과

아이들 상비약 ········· 176
허약아 또는 허약한 분 ········· 178
야뇨증 ········· 180
야간 울음 ········· 182

● 종양 내과

암에 걸렸다면 ········· 184
항암제(이리노테칸)로 인한 설사 ········· 186

● 기타 영역

입원하면 ········· 188
손발 번열감 ········· 190
상열감 안면홍조 ········· 192
비만 ········· 194
물살형 비만 ········· 196
식욕부진 ········· 198
냉증 ········· 200
저림 ········· 202
더위 탐 (가벼운 열중증) ········· 204
피로와 몸 무거움 ········· 206

술 마시기 전, 숙취 ··· 208
목의 이상감각 (매핵기) ··· 210
딸꾹질 ··· 212
장딴지 경련(쥐남) ··· 214
하지정맥류 심부정맥혈전증 ··· 215
림프부종 ··· 216
복부팽만감 ··· 217
동상 ··· 218
목미름 ··· 219
해외여행용 한약 ··· 220
투석하는 환자에게 ··· 222

4장 처방이 잘 떠오르지 않을 때 ··· 225

처방이 잘 떠오르지 않는다① ··· 226
처방이 잘 떠오르지 않는다② ··· 228
처방이 잘 떠오르지 않는다③ ··· 229
처방이 잘 떠오르지 않는다④ ··· 230
처방이 잘 떠오르지 않는다⑤ ··· 232
처방이 잘 떠오르지 않는다⑥ ··· 234
"처방이 잘 생각나지 않을 때" 정리 ··· 235

좀 더 타율을 높이기 위해서는 ··· 236
마치며
참고문헌
참고자료

이 책의 특징, 사용 방법

- 이 책에서는 환자의 주 호소를 중심으로 유효 타율이 높은 순서에 따라 한약을 나열했습니다.
- 쉽게 처방할 수 있는 한약을 제시했습니다.
- 이 책을 주머니 속이나 책상에 두고, 증상이나 병명을 키워드로 하여 한약을 처방해 주세요.
- 국내 보험 적용 한약엑기스제에는 다음 표시를 해 두었습니다.
  "✪": 본 플로차트에 제시되었으며, 국내에도 동일 처방이 보험 적용이 되는 경우에는 처방명 옆에 표시하였습니다.
  "○○로 대체 가능": 본 플로차트에 제시되었으나, 국내에 동일한 보험 적용 한약엑기스제가 없을 경우, 국내 보험 적용 한약엑기스 중 대체 가능한 제제를 처방명 옆에 표기하였습니다.

"옛날 사람들은 거짓말을 한다. 내가 했던 말이라도 그대로 믿어서는 안 된다. 스스로 해보고 납득이 되면 흉내 내라" 마쓰다 구니오 선생의 스승인 오츠카 게이세츠 선생의 이야기입니다. 아무리 고상한 책을 읽더라도 사용할 수 없다면, 한약을 처방하는 실력이 늘지 않습니다. 우선, 이 책을 사용하여 한약을 사용해 보고, 한약의 매력을 느낀 후, 점차 실력을 늘려 갑시다.

1장

보완의료로써의 한약

민간약인 웅담

민간약은 한 가지 종류의 약재를 사용하여 특정 증상을 좋게 만드는 지혜입니다. 이 중에도 비교적 유효한 것들이 있습니다.

곰의 담낭을 웅담이라고 하는데, 일본 에도시대에는 급성 복통[癪; 적]의 특효약으로 중요시되어 왔습니다. 여행객의 약상자인 인롱(印籠; 의료품을 넣어두는 상자)에도 들어 있었다고 합니다. 근대 들어 웅담의 주성분은 우루소데옥시콜산(Ursodeoxycholic acid)으로 명명되었고, 구조식 결정 후, 화학합성하게 되었습니다. 그것이 지금도 임상에서 많이 사용되는 우루사®입니다.

하지만, 웅담이 아주 유효했던 급성 복통에 우루사®는 효과가 없습니다. 정제 분리하는 과정에서 급성 복통에 유효했던 성분은 어딘가로 사라져 버린 것입니다. 곧 웅담은 웅담이어야만 의미가 있는 것입니다.

민간약 : 웅담

급성 상복부 통증[癪]에 잘 듣는다

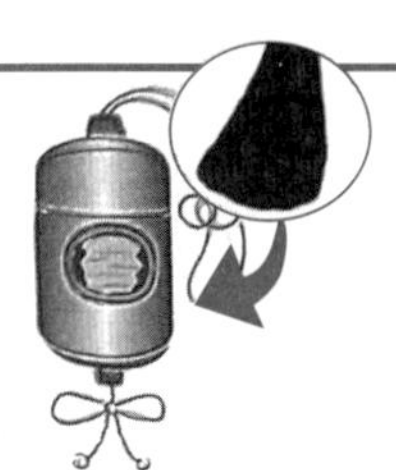

주성분인 우루소데옥시콜산(Ursodeoxycholic acid)은 급성 상복부 통증[癪]에 무효

적(癪)을 치료할 수 있는 중요한 성분은 어딘가로 사라져 버렸다.

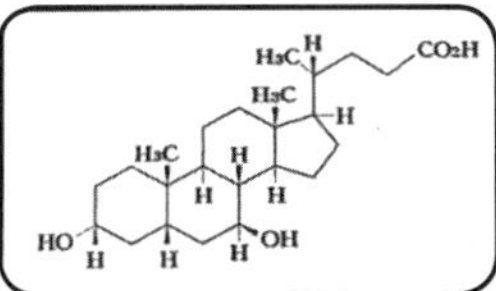

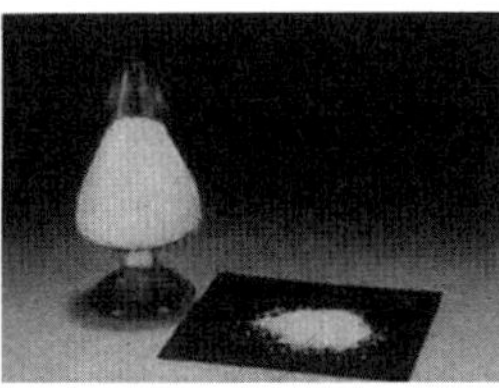

우루소데옥시콜산의 결정

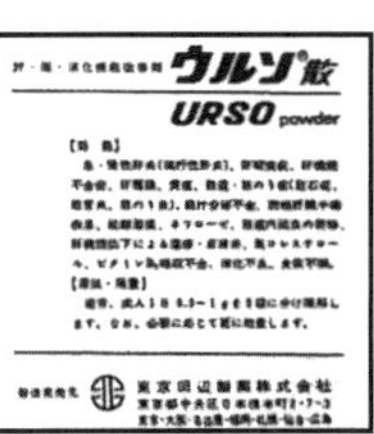

발매 당시 우루사 첨부문서(발췌)

민간약과 한약의 차이

한약은 약재의 합산을 통해 작용을 확대하고, 부작용은 줄였으며, 새로운 작용을 만들어 낸 것입니다.

갈근탕의 주요 성분은 이미 밝혀져 있습니다. 그리고 구조식도 밝혀져 있습니다.

곧, 한약은 약재의 합산과 밸런스입니다. 이것이 한약을 이해하는데 있어 중요한 키워드입니다. 그런 점을 확실히 하기 위해 마우스 심장이식 실험을 해보았습니다. 시령탕이 거부반응 억제에 유효하였지만, 시령탕을 구성하는 12가지 약재가 모두 들어 있지 않은 시령탕은 원래 시령탕 같은 효과를 보이지 못했습니다(Niimi M, et al : Transplantation 2009).

갈근탕의 어떤 성분이 유효한 것인가라는 질문은 그다지 의미가 없습니다. 어느 한 가지 성분이 유효하다면, 그 성분을 함유하고 있는 약재를 민간약으로 복용하면 되겠지요. 만약 그 성분이 갈근에 있다면 갈근만 끓여서, 생강에 있다면 생강만 끓여서 마시면 되지 않을까요? 하지만 갈근탕은 7가지 약재가 조합되었다는 점이 중요한 것입니다.

한약은 "약재의 합산"과 밸런스로 구성된다

민간약 : 1종류의 약재로 만

갈근 끓인 물 = 갈근 만

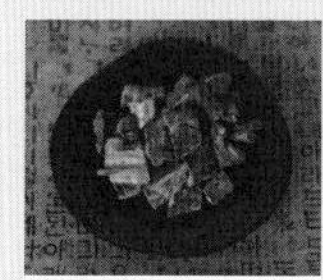

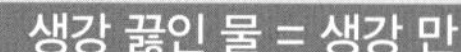

생강 끓인 물 = 생강 만

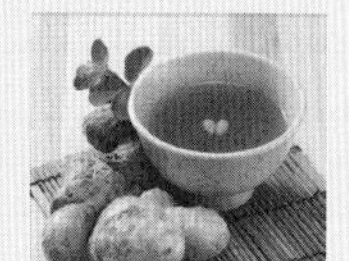

한약 : 몇 종류의 약재가 합쳐져 있다

갈근탕 = 7종류의 약재를 배합

갈근

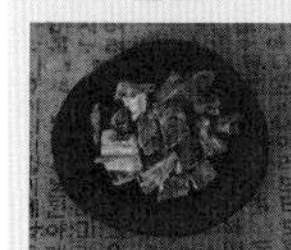

마황

계지

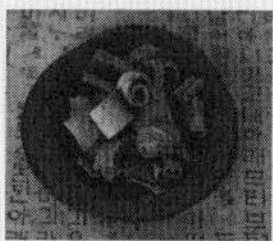

생강

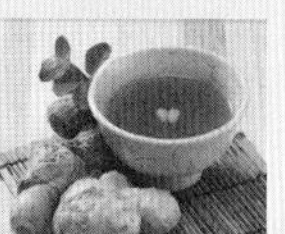

대추

작약

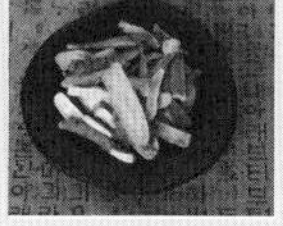

감초

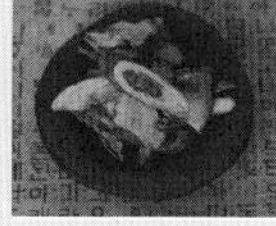

한약은 변화구

서양의학이 완벽하다면 한약을 쓸 기회는 거의 없을 겁니다. 적어도 저는 그렇게 생각합니다. 하지만 지금의 의학으로 치료되지 않고, 병이라고는 할 수 없는, 지금의 의학 입장에서는 이해가 되지 않는, 그런 경우가 적지 않게 있습니다. 그럴 때 동양의학의 치료 도구인 한약이 서양의학의 보완의료로써 역할을 하게 됩니다.

학생들과 전공의 선생님들은 우선 서양의학을 제대로 공부한 임상의가 되어주세요. 그리고 서양의학으로는 치료되지 않는 환자들이 많이 있다는 것을 제대로 체험해 주세요. 그때 한약이라는 별도의 선택지가 있다는 것을, 다만 그것만을 기억해 주세요. 그것만으로 충분합니다. 한약 공부에 너무 늦음이란 없습니다. 평생 공부해야 합니다.

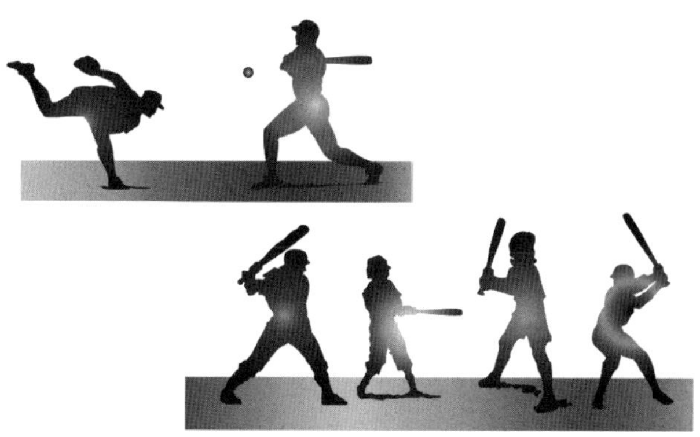

● 학생이나 전공의는 우선

서양의학 = 직구 **공부**

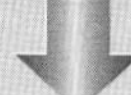

혼신을 다한 직구가 안타를 맞는 (효과가 없다) 경험을 …

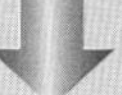

한약 = 변화구**를 연습해 본다**

변화구는 직구를 던질 수 있어야만 더욱 빛을 발한다. 직구, 변화구 각각을 던져야 할 상황을 알아두어야 하지 않을까요?

한방의 지혜란?

한약은 분리 정제 합성이 불가능했던 시대의 지혜

약재를 합산하여 효과를 증진시키고, 부작용을 경감, 새로운 작용을 만들어 냈습니다.

한약은 현대의학적 병명이 존재하지 않던 시대의 지혜

한약은 현대의학적 병태이론을 알기 전부터의 지혜입니다. 왠지 모르게 의심스럽고, 논리적이지 않으며, 막연합니다. 그래도! 그래서 현대의학적 병명이 없이도 처방이 가능합니다. 지금의 의학적 지식으로 도무지 해결이 되지 않는 분이 있다면 일단 사용해 보면 어떨까요? 그리고 효과가 있다면 그만큼 좋겠죠. 잘 사용하게 되면, 진짜 자주 효과를 보게 될 것입니다.

아편의 주성분이 모르핀이란 것을 알게 된 것은 1804년입니다. 200년 전부터 가까스로 분리 정제 합성이라는 기술이 생겼습니다. 그때까지는 합산하는 능력밖에 없었던 것입니다. 그런 약재 합산의 집대성이 바로 한약입니다.

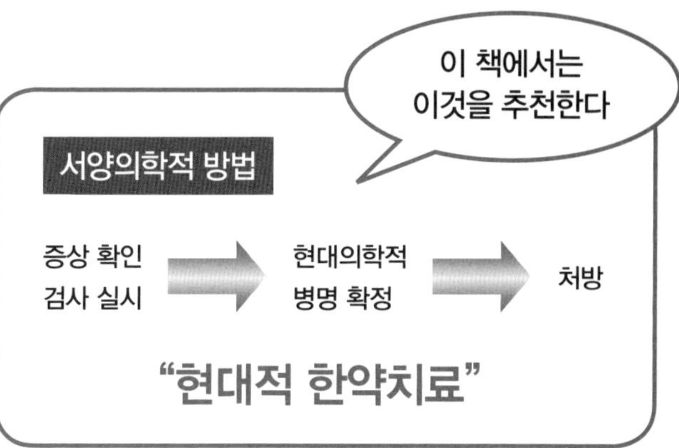
이 책에서는
이것을 추천한다
서양의학적 방법
증상 확인
검사 실시
현대의학적
병명 확정
처방
"현대적 한약치료"

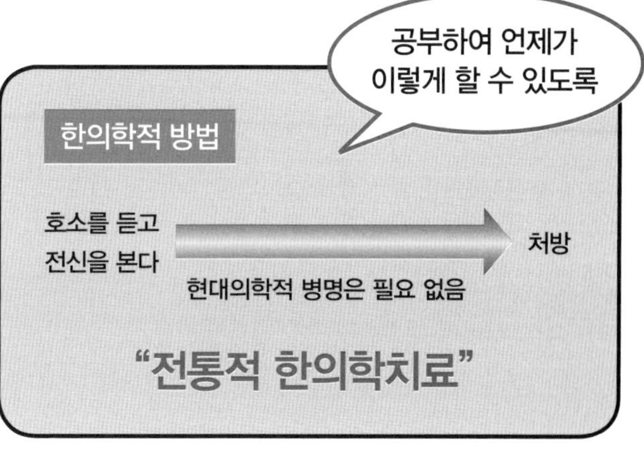
공부하여 언제가
이렇게 할 수 있도록
한의학적 방법
호소를 듣고
전신을 본다
현대의학적 병명은 필요 없음
처방
"전통적 한의학치료"

현대적 한약치료와 전통적 한의학치료

앞의 전통적 한의학치료와 현대적 한약치료에 대해서 조금 더 자세히 설명하겠습니다.

숲 전체를 열심히 보는 치료를 **"전통적 한의학치료"**라고 부릅시다. 이것은 현대의료와는 다른 것이므로 훈련이 될 때까지, 그리고 어느 정도 경험이 축적될 때까지 처방하기 어려울 수밖에 없습니다.

그와 반대로 현대의학적 병명이나 호소만 보고도 처방할 수 있습니다. 이 병명이나 증상이라는 키워드를 통해 한약을 투여하는 방법을 **"현대적 한약치료"**라고 부르기로 합시다.

현대적 한약치료도 꽤 유효합니다. 이 책은 현대적 한약치료를 토대로 만들어 진 책입니다. 타율은 낮더라도 순서대로 처방을 쓰다보면 효과를 봅니다. 그러면 서양의학을 먼저 공부한 선생님들도 내일부터 바로 한약을 쓸 수 있습니다. 환자들 중에는 서양의학 만으로는 자신의 문제가 해결되지 않는다고 느끼는 분들이 있는데, 이때 이 현대적 한약치료를 사용하면 좋지 않을까요? 지금의 의학으로는 치료되지 않는 증상과 호소를 치료하는 것, 그런 증상을 가볍게 하는 것이 중요한 것이겠죠.

현대적 한약치료

- 병명 증상을 보고 투여
- 한의학 진료는 불필요
- 일반의도 내일부터 바로 처방 가능
- 플로차트를 만들 수 있다

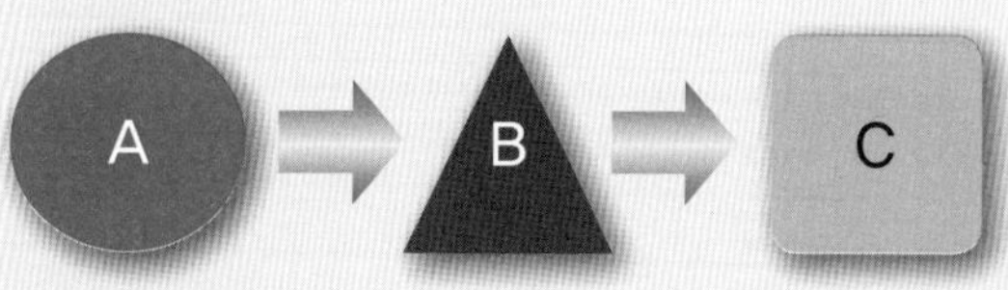

처방하는 순서는 결정되어 있다. 이 책에서 소개하는 방법은 바로 이것.

다르다

전통적 한의학치료

- 한방전문의는 이렇게 처방한다
- 한의학 진료가 필요
- 경험이 필요
- 패턴인식

보완의료로써의 한약

숲 속에 병에 걸린 나무가 있다고 합시다. 현대의학은 그 나무를 찾아낼 수 있습니다. 그리고 어떤 이상이 있는가를 조사합니다. 그리고 그 나무를 치료하여 숲을 건강하게 만듭니다. 반면, 과거에는 병이 든 나무를 보는 지혜가 없었습니다. 행운인지 불행인지 직접 그 나무를 치료하는 지혜가 없었던 것입니다. 그래서 가능한 한 열심히 숲 전체를 진찰했습니다. 숲을 건강하게 하는 방법을 생각했던 것입니다. 그리고 숲의 이상과 그것을 치료하는 한약을 열심히 연결시켰습니다. 그래서 거칠게 말하면, 몸에 맞는 한약을 복용하면 숲 전체가 낫게 된 것입니다. 모든 호소가 한 번에 나아지게 됩니다.

저는 줄곧 대시호탕과 계지복령환을 복용해 오고 있습니다. 그 방법으로 비만, 꽃가루 알레르기, 후두부 탈모, 어깨 결림, 초조함, 가벼운 고혈압, 치질 등을 치료했습니다. 이 경험을 통해 한약의 유효성을 확신하게 되었습니다.

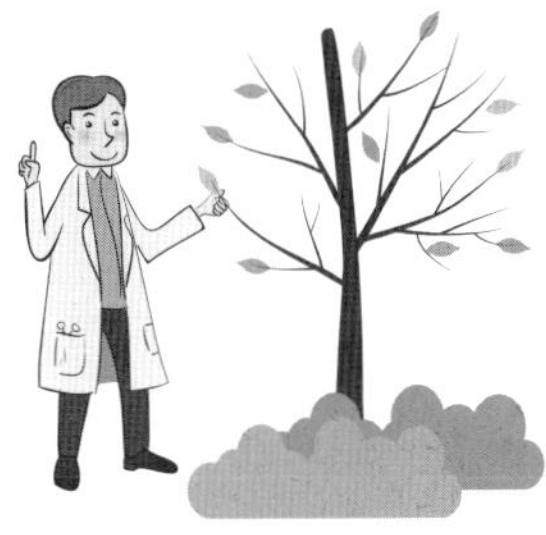

약해진 나무에 대해 치료한다

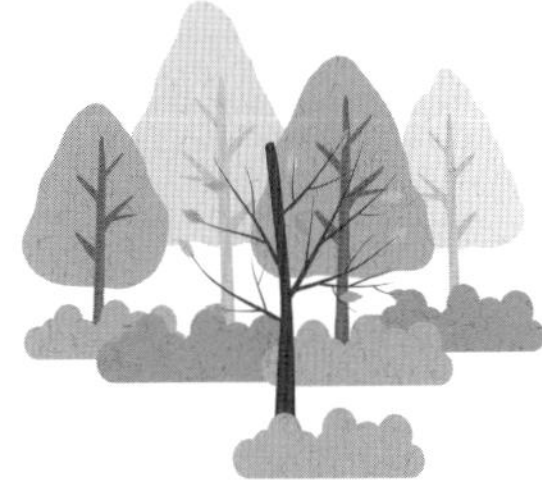

숲 전체를 좋게 하여 나무를 치료한다

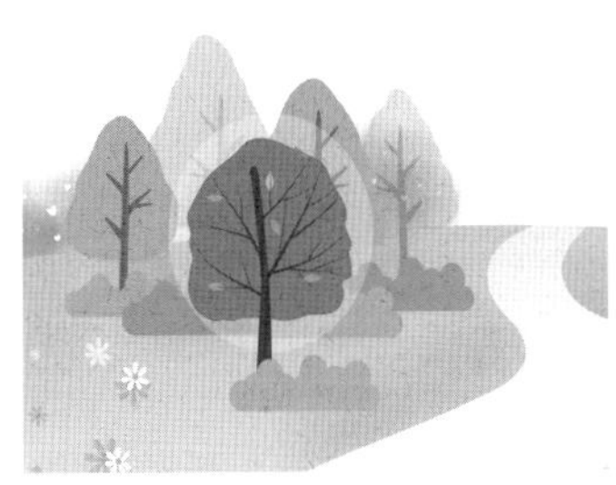

서양의학적 어프로치

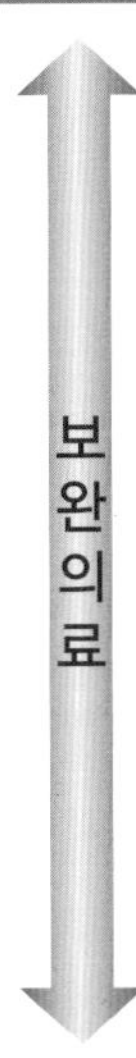

한의학적 어프로치

한방의료의 미래

초음파 검사가 보급되었던 것처럼 한의학도 서양의학의 일부가 될 것이라 기대합니다.

초음파 검사는 전문의 이외에도 당연히 시행하고 있으며, 대부분의 의사들이 그 유용성을 이해하고 있습니다.

한약도 전문의 이외의 의사들이 점점 사용하게 되면 좋지 않을까요? 환자분들이 지금 이 순간에도 고통스러워하고 있으니까요.

한방전문의는 일반의가 이 책에 나오는 것 같은 플로차트식 접근법으로 치료되지 않는 어려운 호소를 전통적 한의학치료로 치료합니다. 그것이 본분이라고 생각합니다. 환자분을 좋아지게 하기 위한 의료란 바로 이런 것입니다.

"전통적 한의학치료"와 "현대적 한약치료"를 혼동하여 논하면 다양한 오해가 생겨납니다. 한의학을 열심히 공부하고 있는 선생님들은 당연히 "전통적 한의학치료"가 가능합니다. 하지만, 실제로 "현대적 한약치료"도 꽤하고 있습니다. "현대적 한약치료"는 일반의사도 할 수 있습니다.

반면 과학도 필요합니다. 과거의 지혜는 당연히 옳은 것이라고 하면서 현대의학적 입장에서 설명하지 않으면, 적어도 지금의 과학으로 설명할 수 있는 영역에 대해서도 설명하지 않으면, 신뢰를 얻을 수 없습니다. 과학적으로 접근하지 않으면 한의학 혐오자들을 한의학 마니아로 만들 수 없습니다.

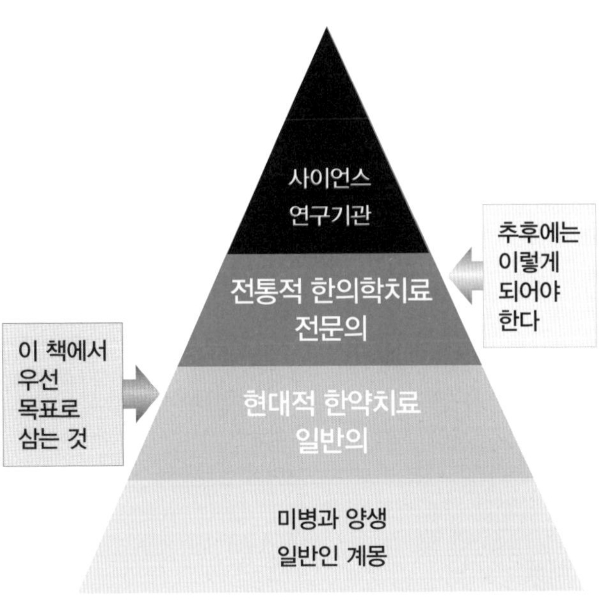

한방의료 장래에 대한
이상적 피라미드

2장

플로차트 활용 수칙

첫째

룰을 알자

1 서양의학적 치료로 치료되지 않는 것을 다룹니다.

2 엑기스제를 사용합니다.

3 환자와 함께 적절한 약을 탐색해 간다. 맞는 약을 찾으면 그 약을 쭉~ 복용하면 됩니다.

서양의학으로 치료되지 않는 호소나 병을 대상으로 합니다. 한약은 서양의학의 보완의료라는 입장에서 접근하는 것이 중요합니다. 지금의 의학으로 치료할 수 없는 증상이기 때문에, 거기에 유효한 한약을 환자분과 함께 탐색해 가야 합니다. 기본적으로 엑기스제를 사용합니다.

엑기스제는 "고급 인스턴트커피"라는 이미지라고 환자분에게 설명하면 됩니다. 달인 탕약은 "전통적 한의학치료"를 하는 한방 전문의들에게 맡기고, 엑기스제를 이용한 "현대적 한약치료"를 시행해 봅시다.

환자들은 현대 서양의학적 치료로는 치료되지 않는 호소와 증상을 치료해 달라고 합니다. 이것저것 다 해보았지만 그래도 치료되지 않는 것입니다. 따라서 처음에 처방하는 한약으로 치료되지 않더라도 포기하지 맙시다. 환자분과 함께 유효한 한약을 탐색해 가면 됩니다. 그것이 의사로서도 보람찬 일이 될 것입니다. 왜냐면 환자분들이 많이 고마워하니까요.

둘째

대화하는 법을 공부하자

대화하는 법

1 무언가 힘든 것이 있나요?

2 서양의학적으로는 제대로 진료받고 계시죠?
(경과가 길 때는 복수의 의사에게)

3 한약도 괜찮다면 한번 써보실까요?

4 엑기스제를 사용합시다. 고급 인스턴트커피 같은 것입니다.

이유

"무언가 힘든 것이 있나요?" 이 문구를 한의학을 알고 처음 말할 수 있게 되었습니다. 한약도 괜찮다면 어떤 호소든 처방할 수단이 생겼기 때문입니다.

한의학은 과거의 지혜입니다. 지금처럼 전문 영역이 세분화되어 있지 않습니다. 곧 어떤 영역의 호소에든 처방할 수 있습니다. "무언가 힘든 것이 있나요?"라고 물어봅시다. 서양의학적 치료를 받고 있다는 것을 확인하고 "한약도 괜찮으면 한번 써보실까요?"라고 물어봅시다.

한약이라면 믿지 않는다, 한약처방은 원하지 않는다고 하는 환자와는 인연이 없는 것입니다. 효과가 있을 가능성이 있으므로 한약을 써서 조금이라도 힘내보겠다는 환자에게는 환자 입장에서서 고통을 이해해 주며 함께 치료해 갑시다. 한약이 꽤 유효하다는 것을 곧 실감하게 될 테니까요.

엑기스제는 가루약입니다. 이것을 따뜻한 물에 녹이면 탕약과 비슷하게 변합니다.

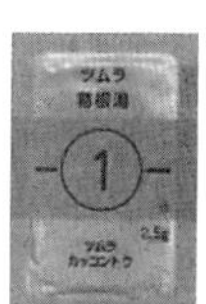

의료용 엑기스제 팩 모습 (사진은 주식회사 쓰무라사 (일본) 제품)

셋째

복용법을 잘 설명하자

대화하는 법

1 기본적으로 1일 3회. 되도록 식전 또는 식간에 복용하도록 해 주세요.

2 되도록 따뜻한 물에 녹여 복용해 주세요.

3 양약은 지속합시다.

4 다른 한약을 임의로 복용하지 말아주세요.

이유

한약은 합산과 밸런스의 결정체입니다. 식후에 복용하면 식사 성분에 가까운 약재가 있을 수 있으므로 밸런스가 무너지게 됩니다. 기본은 식간 또는 식전 복용입니다. 하지만 식전 복용을 너무 강조하다 보면, 복용하지 못하는 일도 생기게 됩니다. 식후라도 좋다고 말해주세요. 복용하지 못하는 것보다는 훨씬 낫겠죠? 식후에 복용해도 보통은 효과가 납니다. 식전 복용 시 메슥거린다면 식후에 복용하도록 지도합시다.

예외적으로 황련해독탕과 소반하가복령탕은 식혀서 복용합니다. 길경탕은 식혀서 가글하며 복용합니다.

절대 양약은 끊지 않도록 해주세요. 어디까지나 보완의료입니다. 차차 증상과 호소가 좋아지면 그때 양약을 중지 또는 감량해도 ok입니다.

양약은 병명에 따라 점점 처방 개수가 증가하는 것이 당연합니다. 하지만 한약은 약재의 합산과 밸런스의 결정체입니다. 과거의 경험에 기초한 병용은 유효하지만, 제멋대로 병용하면 오히려 효과가 떨어집니다. 엑기스제는 4종류 이상을 처방하지 맙시다. 보통 1종류 또는 2종류를 사용합니다. 변비용 한약은 따로 취침 전에 복용하게 지도하기도 합니다.

넷째

부작용에 대해 잘 설명하자

대화하는 법

1 가장 안전한 부류의 약입니다. 드물게 중대한 부작용도 있습니다. 그러니까 뭔가 이상한 점이 있으면 바로 중지해 주세요.

2 마른기침이나 하지 부종, 두근거림은 제대로 주지시켜 줍시다.

3 2달에 한 번은 채혈검사(간 기능 검사와 칼륨)를 실시합시다.

이유

한약도 약이기 때문에 부작용이 있을 수 있습니다. 하지만 엑기스제 한약을 한 번 복용했다고 해서 사망하거나, 1주 정도 복용했다고 해서 중대한 합병증이 발생하지는 않습니다. 유산되었다는 보고도 없습니다. 뭔가 이상한 점이 있으면 바로 중지하게끔 지도만 한다면, 기본적으로 안전한 약입니다.

마황에 함유된 에페드린은 협심증을 유발합니다. 의료인이라면 사실 상식적인 지식입니다. 간질성 폐렴이 생길 가능성도 있으므로 마른기침에 주의하라고 당부하세요. 감초 다량 투여로 부종이 발생하기도 합니다.

다른 병원에서 채혈하지 않았을 때는 2달에 한 번 간 기능과 칼륨 등, 기본적인 채혈검사를 실시합시다.

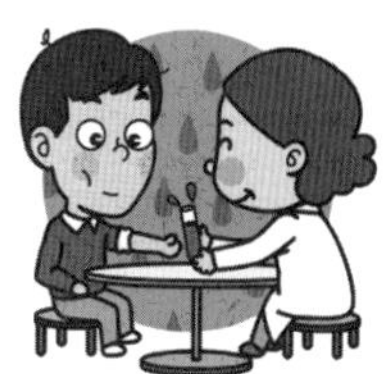

다섯째

수차례 처방했지만 낫지 않을 때의 대화방법

대화하는 법

1 이런저런 한약을 사용했지만, 낫지 않네요. 저는 치료할 수 없을 것 같으니, 다른 선생님 진료를 받아보시면 어떨까요?

2 다른 선생이 진찰하면 나을지도 모릅니다. 희망을 가지고 힘내주세요.

이유

플로차트에 따라, 그리고 스스로 공부하여 5회 전후로 처방을 바꾸어 보았지만 좋아지지 않을 때는 "저는 치료할 수 없는 것 같습니다"라고 이야기합시다. 환자를 보내드리는 것도 중요합니다. 그런데도 환자가 조금만 더 여기서 치료하고 싶다고 이야기한다면, 조금 더 함께 힘내 보는 것이겠죠.

희망을 가지게 하는 것이 매우 중요합니다. "지금의 의학으로는 치료될 수 없다"라고 말해버리면 희망이 사라져 버립니다. "저는 치료할 수 없을 것 같습니다"라고 친절하게 이야기해주세요. 희망이 이어지는 한, 투병 의욕은 유지될 것입니다.

나는 치료할 수 없다
→다른 사람은 치료할 수 있을 지도 모른다.

결코 지금의 의학으로는 치료되지 않는다고 이야기하지 말자

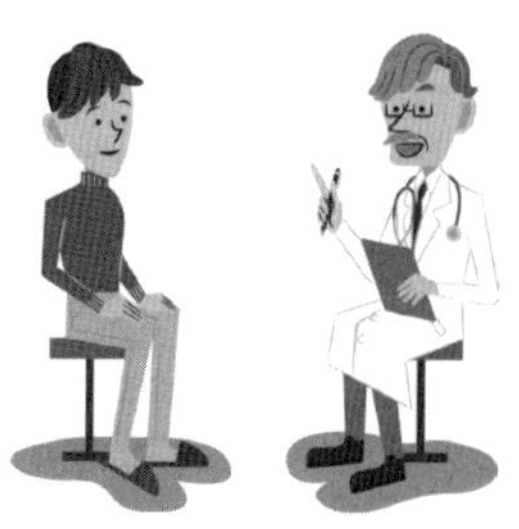

여섯째

타율보다 "치는 것"이 중요

대화하는 법

"누구든 사용할 수 있는" 플로차트를 이용한 치료는 전통 한의학 진료를 통해 더욱 유효한 한약을 처방하는 것에 비해서는 유효 타율이 낮습니다. 하지만, 플로차트로도 순서에 맞춰 한약을 처방해 가다보면 타율은 점차 올라가게 됩니다. 언젠가 환자들도 만족합니다.

환자와 함께 약을 탐색해 가는 자세를 잊지 않도록 합시다. 그렇게 하면 환자들은 반드시 따라옵니다.

이유

타율 8할의 명의	타율 3할의 의사
$(1-0.2^2=0.96)$	$(1-0.7^5=0.83)$
= 2회 처방만으로 9할을 넘김	= 5회 처방으로 8할을 넘김

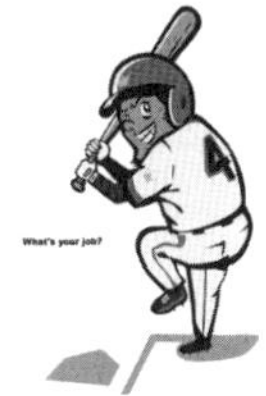

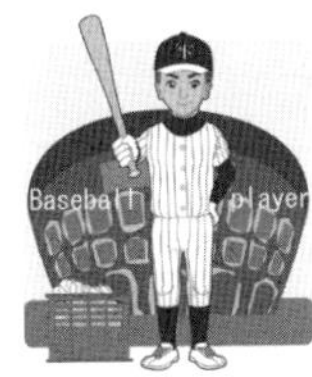

전통 한의학 고수라면 사실 플로차트는 필요 없습니다. 왜냐하면 패턴 인식을 하는 것이 유효한 한약을 처방할 타율을 올리는 가장 좋은 길이기 때문입니다. 하지만 타율이 낮더라도 괜찮지 않을까요? 타율은 낮더라도 마음을 열고 이런 저런 처방들을 하다보면 맞는 처방을 찾을 수 있습니다. 환자분이 그것을 납득해준다면 전혀 문제될 것이 없죠.

어떤 명의라도 모든 증상에 대한 타율이 10할이 될 수는 없습니다. 정확한 처방을 맞출 때까지 처방을 변경해 볼 수밖에 없습니다. 지금의 서양의학적 치료로는 해결되지 않는 상황이기 때문에, 첫 처방이 효과가 없거나, 여러 처방을 사용하더라도 대다수의 환자분들은 화내지 않을 것입니다.

3장

질환별 한약 플로차트

감기 예방을 원한다!

감기 예방을
위해서는 우선

보중익기탕
補中益氣湯

1포×3/일
4주 단위 처방

우선, 보중익기탕을 처방합니다. 체력, 기력이 없는 사람을 위한 한약이므로, 원래 건강한 사람은 아무래도 복용하기 어렵습니다.

잘 복용하지 못하면

보중익기탕으로 신종 플루 예방-1

'한약을 복용하면 감기에 잘 걸리지 않는다' 특히 보중익기탕에 대해 많은 한방전문의들이 그런 인상을 가지고 있습니다. 감기나 독감(인플루엔자)은 모두 급성 발열성 질환이므로, 당연히 한약으로 독감도 예방할 수 있습니다.

소시호탕 小柴胡湯 ✪

1포×3/일
4주 단위 처방

수험생 같은 사람들에게 사용하면 좋습니다. 체력, 기력 면에서 문제가 없으면, 이 처방부터 사용하는 것도 좋습니다.

필독

보중익기탕으로 신종 플루 예방-2

2009년 9월부터 도쿄 이타바시구 아이세이병원에서 179명이 보중익기탕을 복용하였고, 179명이 복용하지 않았습니다. 2개월 간 관찰한 결과, 복용군은 1명, 비복용군은 7명이 신형 인플루엔자에 감염되었습니다. (Niimi M : British Medical Journal online 2009)

독감(인플루엔자)

독감(인플루엔자)
예방에…

보중익기탕
補中益氣湯✪

1포×3/일
4주 단위 처방

우선, 보중익기탕을 처방합니다. 체력, 기력이 없는 사람을 위한 한약이므로 건강한 사람은 그다지 복용할 필요가 없습니다. 보중익기탕이 적합하지 않다면, 소시호탕을 처방합니다.

발열이 있을 경우

필독

보중익기탕으로 신종 플루 예방-3

앞서 언급한 임상연구는 RCT가 아니었으므로 절대적으로 유효하다는 결론은 낼 수 없습니다. 신종 플루 예방에 대한 관심이 높은 분들이 복용을 선택했을 가능성이 있기 때문입니다. 하지만 그래도 그 정도면 좋은 것 아닐까요? 예방에 대한 관심을 가지고 보중익기탕을 복용하면 좋은 거잖아요?

마황탕 麻黃湯

1포×6/일 대청룡탕으로 대체 가능
땀이 날 때까지

발열이 시작되면, 주저 말고 마황탕을 처방합니다. 꼭 독감이 아니어도 괜찮습니다. 일단 그 가능성을 보고 처방하는 겁니다. 다른 병원에서 타미플루®나 리렌자® 등 항바이러스제를 추천 받았다면, 물론 동시에 사용해도 됩니다.

마황탕은 튼실한 타입용 급성 발열성 질환 처방이지만, 독감은 허약한 사람에서도 고열을 발생시키며, 관절통을 만듭니다. 그때는 평소 위장장애가 있어 복용할 수 없었던 마황탕도 하루 정도는 복용할 수 있게 됩니다.

필독 **튼튼한 타입은 마황을 복용할 수 있다**

근육량으로 튼튼한 타입, 약한 타입을 판별하는 것은 처방 선택에 매우 도움이 됩니다. 튼튼한 타입일수록 소화 기능이 강하여, 마황 이외의 지황, 석고, 당귀 등 메슥메슥 거리게 만들 가능성이 있는 약도 복용할 수 있습니다. 결론은 복용해 보지 않고는 알 수 없다는 것입니다.

감기에 걸릴 것 같다

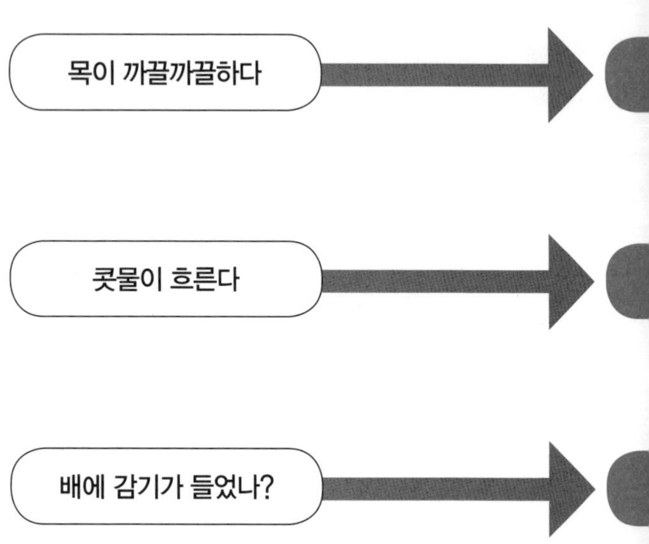

어쨌든 지금 감기에 걸린 것 같다. 감기가 시작된 것일까? 이 상황에는 양약 중엔 딱 맞는 처방이 없습니다. 이런 때는 한약으로. 초장에 기세를 꺾어버리면 악화되지 않습니다. 부작용은 없습니다. 졸리지도 않습니다. 기분 탓이더라도 좋습니다. 사실 감기가 아니더라도 복용해 두면, 좋습니다. 이 방법으로 저는 감기에 거의 걸리지 않고 있습니다.

마황부자세신탕 麻黃附子細辛湯

1포×3/일

1일 오적산으로 대체 가능

열은 없지만, 목이 까슬하다. 오슬오슬 떨리며 한기가 있다. 어쨌든 목에 까슬한 느낌이 있는 그런 때.

소청룡탕 小靑龍湯✪

1포×3/일

1일

열은 없지만, 콧물이 난다. '코감기인가?' 싶을 때.

오령산 五苓散

1포×3/일

1일 불환금정기산으로 대체 가능

복부 증상 발생. 설사로 시작되는 감기의 전조 같은 느낌. 그럴 때. 노로바이러스로 인한 설사일 때도.

필독

자기 자신과 가족의 감기로 공부를…

감기를 초장에 꺾어버릴 수 있는 양약은 없으므로 이 상황은 한약 독무대입니다. 감기가 심해지기 전에 착실히 복용하여 악화를 예방합시다. 감기는 자기 자신을 포함한 가족에게도 적용해 봅시다. 감기를 통해 한약의 대단함을 체감해 보세요. 그리고 실패도 경험해 보세요.

튼튼한 체격의 감기

어떤 감기라도

마황탕 麻黃湯

1포×6/일 대청룡탕으로 대체 가능

땀이 날 때까지

땀이 나기 시작하면

튼튼한 타입의 성인이나, 건강한 아이들에게 사용합니다. 열이 나기 시작하며, 오슬오슬거릴 때 사용합니다(초기). 튼튼한 타입의 사람은 보통 체온이 상승해도 땀이 나지 않습니다. 수 시간에 한 번씩 끓는 물에 녹여 복용합니다.

감기에는 꼭 한약으로 대처해 보세요. 양약의 경우 졸리지 않을 수 없고, 깨끗하게 나을 수도 없으므로 제 가족에게도 애용하고 있습니다. 마황탕은 딸의 감기 특효약입니다. 쭉~하고 땀이 나올 때까지 수 시간 간격으로 복용시킵니다. 끓는 물에 녹여 먹는 방법이 좋지만, 아이들에게는 가루 그대로 복용시켜도 됩니다. 젤리와 섞어도 좋습니다.

시 호 계 지 탕
柴胡桂枝湯✪

1포×3/일
3일

마황탕을 복용하고 땀이 나기 시작하면, 시호계지탕으로 변경합니다. 이 처방을 복용하면 낫습니다. 아이들은 마황탕 만으로도 치료될 수 있는데, 만약 마황탕 만으로 치료되었다면, 시호계지탕까지 사용하지 않아도 됩니다.

쭉~하고 땀이 나면, 그대로 종료해도 됩니다. 어쨌든 깔끔한 느낌이 없을 때는 시호계지탕을 수일 정도 복용시켜 봅시다. 아이들은 보통 마황탕으로 땀을 흘리면 하루 밤만 자고 나도 건강해 집니다. 독감도 이렇게 치료합니다. 너무 다량으로 발한시키는 것은 오히려 감기가 길어지게 할 수 있습니다.

약간 튼튼한 체격의 감기

어떤 감기라도

葛根湯(갈근탕) ✪

1포×6/일
땀이 날 때까지

땀이 나기 시작하면,

마황탕증 만큼 튼튼한 타입은 아닐 경우. 보통 정도의 건강한 사람이라는 느낌의 사람에게 씁니다. 열이 나기 시작하고 오슬오슬거리기 시작할 때 사용합니다. 약한 체형이 아닐 경우, 감기에 걸려 열이 나도 땀이 나지 않습니다. 수 시간에 한 번씩 수시로 끓는 물에 녹여 복용합니다.

갈근탕은 저처럼 약간 튼튼한 타입의 사람에게 맞는 감기약입니다. 쭉 하고 땀이 날 때까지, 수 시간 간격으로 복용합니다. 특히 감기가 아닐까하는 생각이 들면 바로 복용하도록 합니다. 초장에 꺾어버리는 것이 가장 좋은 치료입니다. 여러분의 가방에 상비약으로 넣어두세요.

시호계지탕
柴胡桂枝湯✪

1포×3/일
3일

갈근탕 복용 후 땀이 난다면, 시호계지탕으로 변경합니다. 이 처방을 복용하다보면 낫습니다. 이미 시판되고 있는 감기약을 복용했음에도 수일간에 걸쳐 낫지 않을 경우에는 시호계지탕을 처방하면 좋습니다.

땀이 났다면 그대로 치료를 종료해도 괜찮습니다. 그렇지만 깔끔한 느낌이 들지 않을 때는 시호계지탕을 수일간 지속적으로 복용시킵시다.

잘은 모르는 상태로 그냥 일단 감기약을 받아가고 싶다고 할 때는 시호계지탕을 주는 것도 한 방법입니다. 그 정도로 시호계지탕은 폭넓게 유효합니다.

약간 약한 체격의 감기

어떤 감기라도

마황부자세신탕
麻黃附子細辛湯

1포×3/일

1일 오적산으로 대체 가능

감기 시작 당일이 지나면

약간 약한 타입의 사람에게 사용하는 한약입니다. 고령자이면서 건강한 분들은 이 처방을 사용합니다. 열이 나기 시작하고 오슬오슬 거릴 때 씁니다. 마황부자세신탕은 무엇보다 냉증이 있으며, 오슬오슬 거리는 느낌이 있을 때 더욱 유효합니다.

마황부자세신탕은 약간 약한 타입용이지만 폭넓게 사용할 수 있습니다. 약한 타입인 분에게 마황탕이나 갈근탕을 처방하면 땀이 너무 많이 나오게 되어 빨리 낫지 못합니다. 반면, 마황탕이나 갈근탕이 베스트 초이스인 분에게 마황부자세신탕을 처방해도 그럭저럭 유효하나, 싸악~하고 낫는 느낌은 적습니다.

오적산으로 대체 가능

마황부자세신탕
麻黃附子細辛湯

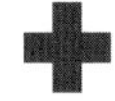

계지탕
桂枝湯

1포×3/일
3일

감기에 걸린 그 시기가 지나고, 땀이 쭉~ 나며, 정말 감기에 걸렸구나하고 느낄 때 이 조합을 사용합니다.

장기화되면

오적산으로 대체 가능

마황부자세신탕
麻黃附子細辛湯

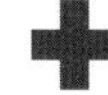

보중익기탕
補中益氣湯✪

1포×3/일
1주 단위 처방

감기에 걸려서 한약을 복용했으나, 수일이 지나도 낫지 않을 경우. 그럴 때는 계지탕을 보중익기탕으로 변경해서 병용합니다.

보통 감기에 대해 상담할 때는 감기에 걸린 지 하루는 경과한 때입니다. 그런 때는 시호계지탕을 처방해도 된다고 이미 설명했습니다. 다른 선택지는 특별히 근육질이거나 약한 분일 경우를 제외하고는 상기한 마황부자세신탕+계지탕, 마황부자세신탕+보중익기탕을 처방하면 됩니다. 그 정도로 폭넓게 유효합니다.

약한 체격의 감기

어떤 감기라도

향소산
香蘇散

1포×3/일
3일

장기화되면

약한 타입인 분들은 열이 나기 시작하면 쭉~하고 땀이 흐릅니다. 향소산이 베스트인 분들에게 마황부자세신탕이나 갈근탕, 마황탕 등의 마황제를 투여하면 땀이 과도하게 나오며, 오히려 치료가 되지 않습니다.

향소산은 가장 허약한 사람용 처방입니다. 이 처방을 어떤 타입의 감기에 처방하더라도 실패하지 않습니다. 그럭저럭 낫습니다. 하지만 마황탕, 갈근탕, 마황부자세신탕을 복용할 수 있는 사람은 그런 처방을 복용하면 싸악~ 낫습니다. 향소산이 없으면 계지탕 등의 마황이 포함되지 않은 감기약을 사용합니다. 임신 시 감기에도 사용할 수 있습니다.

삼소음 蔘蘇飮 ✪

1포×3/일
1주 단위 처방

향소산으로 싹 낫지 않으면 이 처방으로 변경합니다. 향소산은 마황이 들어있지 않기 때문에 마황제에 비해 예리함이 떨어집니다. 삼소음으로 배턴 터치하여 해결합니다.

향소산은 마황제가 아니므로 예리함은 떨어지고, 증상경과가 장기화되기도 합니다. 그럴 때는 삼소음으로 처방을 변경합니다. 이 패턴은 제 어머니에서 많이 확인했습니다. 가족에 대한 경험이 바로 보물입니다. 인사치레 없이 비판받거나 하며, 언제나 관찰할 수 있으므로 모든 경과를 알 수 있기 때문입니다.

어떤 기침이라도

마 행 감 석 탕
麻杏甘石湯

1포×3/일

수일 대청룡탕으로 대체 가능

기침에는 이 처방입니다. 글자 그대로 마황이 들어 있으므로 협심증이 있는 분에게는 사용할 수 없습니다. 또한 다량 복용하면 두근거리기도 합니다.

장기화되면

황색 가래를 동반한 기침에는 어쨌든 마행감석탕을 처방합니다. 그러면 기침 횟수가 감소합니다. 하지만 기침이 장기화되었을 때는 마행감석탕에 소시호탕을 병용합니다. 감기가 길어져 가래를 동반한 기침이 이어질 때, 저는 이 병용 방법을 즐겨 처방합니다.

대청룡탕으로 대체 가능

마행감석탕
麻杏甘石湯

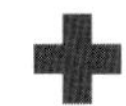

소시호탕
小柴胡湯✪

1포×3/일
2주 단위 처방

마행감석탕을 바로 복용했음에도 치료가 진일보되지 않을 때에는 소시호탕을 병용합니다. 소시호탕은 급성기를 넘어선 상태에서는 만능약입니다.

필독

소시호탕은 장기화되었을 때의 만능약

소시호탕은 급성기를 지난 상태의 만능약입니다. 항염증 작용이 있으며, 진정제(tranquilizer) 유사 작용도 있고, 변비도 치료합니다. 엑기스제로 소시호탕이 이미 포함되어 있는 것으론 시박탕, 시령탕 등이 있습니다. 한약을 처방할 때, 병의 시간적 경과도 중요합니다.

마른기침

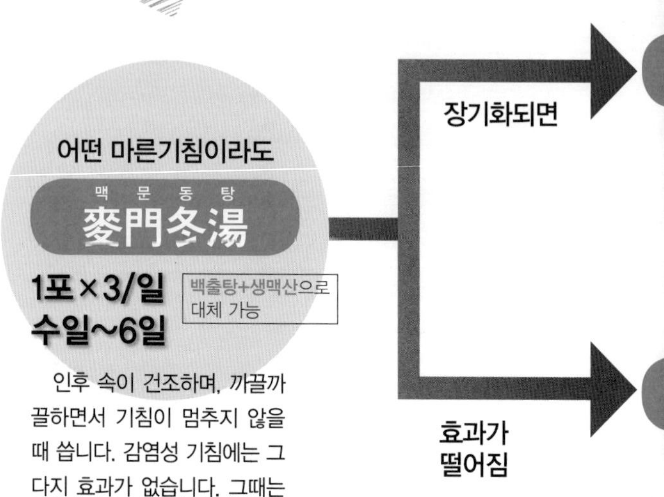

인후 속이 건조하며, 까끌까끌하면서 기침이 멈추지 않을 때 씁니다. 감염성 기침에는 그다지 효과가 없습니다. 그때는 마행감석탕을 씁니다.

맥문동탕은 유효 시간이 짧아, 1일 6포 정도를 복용하는 방법으로 효과가 나는 경우도 있습니다. 경과가 길어질 때는 소시호탕을 병용합니다. 또한 마른기침에 의해 피로함이 심해졌을 때는 맥문동탕과 보중익기탕을 병용합니다. 맥문동탕과 마행감석탕을 병용하면, 지해제로써의 효과가 증가합니다.

백출탕+생맥산으로 대체 가능

麥門冬湯(맥문동탕) 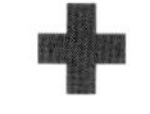 **小柴胡湯**(소시호탕) ✪

1포×3/일
2주 단위 처방

맥문동탕을 바로 복용했으나, 어느 순간부터 효과가 더딘 경우, 소시호탕을 병용합니다. 소시호탕은 급성기를 지난 상태의 만능약입니다.

백출탕+생맥산으로 대체 가능 / 대청룡탕으로 대체 가능

麥門冬湯(맥문동탕) + **麻杏甘石湯**(마행감석탕)

1포×3/일
2주 단위 처방

맥문동탕이 효과 없을 때, 마행감석탕을 병용합니다. 자음강화탕(✪)이 유효한 경우도 있습니다. 야간에 악화되는 기침에는 자음강화탕이라는 말도 있습니다.

필드 팁

한약은 병용으로 효과가 감소되기도

유효한 약제와 유효한 약제를 병용하면 이전보다 효과가 증가되는 것은 서양의학의 상식입니다. 하지만 한약은 덧셈의 지혜와 밸런스의 결정체이므로 약과 약을 합산하더라도 오히려 효과가 감소되기도 합니다. 과거의 경험을 기반으로 병용해야 한다는 것을 기억해 주세요.

COPD나 기관지 확장증

황색 가래가 많이 나올 경우

피로감을 호소할 경우

COPD와 기관지 확장증 치료 시 양약을 우선적으로 복용하도록 하는 것이 당연합니다. 한약은 보완의료입니다. 지속적으로 가래가 나오는 환자분에게는 청폐탕입니다. 하지만 호흡기내과 관리가 진보하여 가래가 많은 환자분은 적어졌다고 생각합니다. 청폐탕을 복용하기 어려워하는 분에게는 자음지보탕 투약을 시도해 봅시다.

시경반하탕+자음강화탕으로 대체 가능

청폐탕 清肺湯

1포×3/일
4주 단위 처방

글자 그대로 폐를 깨끗하게 하는 처방입니다. 양약은 유지하면서, 병용합니다. 이 처방을 복용하기 어려워할 때는, 이 처방의 약한 체형 타입용인 자음지보탕(滋陰至寶湯)으로 변경해 보세요.

보중익기탕 補中益氣湯✪

1포×3/일
4주 단위 처방

숨 쉬는 것도 힘들어 하는 경우, 산소를 투여해도 피곤해 할 경우에도 사용합니다. COPD나 기관지 확장증 환자분들은 피로를 잘 느낍니다. 그럴 때 꼭 이 처방을 사용해 주세요.

가래는 적지만 숨 쉬는 것이 피곤하다. 산소를 투여하지만 피곤하다. 그렇다고 산소 투여량을 계속 늘리는 것도 큰일. “피곤하다”라는 키워드에는 보중익기탕을 떠올립시다. 기력이 났다, 걸을 수 있게 되었다고 감사해 하는 환자분들이 많습니다. 다른 증상도 좋아지는 것이 한약의 매력이라고 생각합니다.

천식

어떤 천식이든

마 행 감 석 탕
麻杏甘石湯

+

소 시 호 탕
小柴胡湯✪

1포×3/일
4주 단위 처방

서양의학적 치료는 유지. 이 처방을 복용하면 발작 빈도가 줄어들며, 발작 강도가 경감됩니다.

대청룡탕으로 대체 가능

효과 없음
또는
두근두근
메슥메슥할 때

많은 분이 천식으로 힘들어 합니다. 한약으로 발작 빈도를 저하, 중증도를 경감시키는 것을 종종 경험합니다. 꼭 시도해 주세요. 위 처방 외에도 많은 선택지가 있습니다.

소시호탕+반하후박탕으로 대체 가능

시박탕 柴朴湯

**3포×3/일
4주 단위 처방**

소시호탕과 반하후박탕을 합친 처방입니다. 마행감석탕의 마황 때문에 두근두근, 메슥메슥 거릴 때 유효합니다. 또한 정신적 요인에 의해 악화되는 천식에 유효합니다.

→

보중익기탕 補中益氣湯✪

**1포×3/일
4주 단위 처방**

천식으로 피곤해 하는 사람에게 유효합니다. 건강하게 하여 천식을 그치도록 하자는 발상입니다.

마행감석탕은 천식 발작 시에도 유효합니다. 마황의 에페드린이 작용하다보니 어찌 보면 당연합니다. 환자분 자신이 발작 시에 어떤 약이 자기 자신에게 맞는 가는 자기 스스로 알아가게 됩니다

변비

어떤 변비에도

麻子仁丸 (마자인환)

1포×3/일
4주 단위 처방

어떤 변비든 먼저 이 처방으로, 무효 시 조금씩 증량해 봅시다. 1일 4포(엑기스제 기준)까지는 문제없습니다. 윤장탕으로도 대용이 가능합니다.

조금 더 보고 싶으면

桂枝加芍藥大黃湯 (계지가작약대황탕)

1포×3/일
4주 단위 처방

젊은 분들에게는 이 처방이 더 잘 듣습니다. 몸을 따뜻하게 하는 사하제입니다. 마자인환과 병용해도 됩니다.

변비는 일단 마자인환으로 대처합니다. 특히 이 처방을 증량하는 방식으로 하면 대변은 조절할 수 있습니다. 보통 취침 전에 복용하는 것이 좋지만, 개인차가 있으므로 복용 시기, 복용량은 자기 스스로 조절해 보는 것이 효과적입니다. 1일 1/2포 정도로도 유효한 경우도 있습니다.

대 황 감 초 탕
大黃甘草湯

1포×3/일
4주 단위 처방

시원하게 대변 보고 싶을 때 사용합니다. 복통이 일어날 수도 있습니다. 조위승기탕(✪)으로 처방해도 됩니다.

아직 시원한 느낌 부족

도 핵 승 기 탕
桃核承氣湯✪

1포×3/일
4주 단위 처방

마자인환으로 변은 보았지만, 시원치 않을 경우, 좀 더 속 시원하게 보고 싶다고 할 경우, 유효한 경우, 바나나같이 기분 좋은 대변을 볼 수 있습니다. 생리 전에 변비가 생기는 분들에게도 좋은 처방입니다. (2주 단위 처방)

도핵승기탕류의 처방을 처음부터 맞지 않는 사람에게 쓰면, 배변 전 복통이 심해지고 불쾌한 느낌을 받게 됩니다. 마자인환부터 처방해 가는 것이 안전하며 안심하고 사용할 수 있습니다. 한약 사하제의 매력은 배변 조절 이외에도 다양한 증상을 치료할 수 있다는 점입니다.

마자인환(대황)으로 복통이 생기는 변비

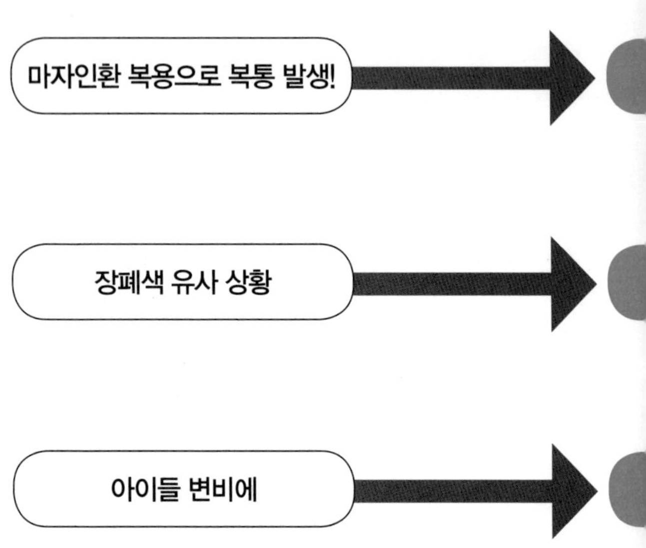

마자인환에는 대황이 들어갑니다. 이것이 사하 작용의 주성분입니다. 이외에도 5가지 약재가 들어있어 대황단방보다 효과적인 사하제로써 역할을 합니다. 마자인환은 보통 문제없이 누구에게든 처방할 수 있지만, 마자인환 복용 후 복통을 호소하는 환자분들이 드물게 있습니다. 그럴 때는 이렇게 합시다.

加味逍遙散 (가미소요산) ✪

1포×3/일
4주 단위 처방

마자인환을 복용해도 복통이 생길 경우에 사용합니다. 가미소요산을 활용하면 복통 없이 기분 좋게 변이 나옵니다.

大建中湯 (대건중탕)

1~2포×3/일
4주 단위 처방

장폐색 아형처럼 복통과 변비가 같이 있을 경우에 아주 유효합니다. 가스가 찬 것 같은 느낌이 있을 때에도 유효합니다.

小柴胡湯 (소시호탕) ✪

1포×3/일
4주 단위 처방

아이들 변비에는 대황제보다 소시호탕으로 기분 좋게 변통이 되는 경우가 많습니다. 모유 수유 시에는 변비가 없는데, 우유 섭취 후에 변비가 될 경우에도 한번 시도해 보세요. 소건중탕도 유효합니다.

시호에도 가벼운 사하 작용이 있습니다. 가미소요산이나 소시호탕 등을 사용합니다. 그 외의 한약 중에서도 시호를 함유한 경우에는 사하 작용이 있습니다.

대건중탕은 변을 부드럽게 하며 연동 운동을 항진시키는 이미지의 처방입니다.

설사(양약으로 무효)

어떤 설사이든

진무탕
眞武湯

1포×3/일
4주 단위 처방

설사의 제1선택약입니다. 뜨끈뜨끈한 끓는 물에 녹여서 복용[熱服, 열복]하면 유효합니다. 바로 낫지 않더라도, 기력이 생기고, 식욕이 생기며, 체중 감소가 줄었다는 등의 효과를 얻을 수 있습니다. 그러다보면 설사도 멈춥니다. 전형적인 수양변에 씁니다.

효과가 없으면

인삼탕
人蔘湯✪

1포×3/일
4주 단위 처방

진무탕이 무효한 설사에 유효합니다. 허약한 사람의 위장약이라는 이미지이지만, 설사에도 유효합니다. 전형적인 진흙 같은 변에 씁니다.

가벼운 설사는 진무탕이나 반하사심탕(✪) 정도로도 좋아집니다. 서양의학적 치료로 설사가 좋아지지 않을 때는 한약으로 해야 합니다. 만성 설사일 때 특히 그렇습니다. 진무탕으로 좋아지는 경우도 있지만, 한약으로도 잘 되지 않을 때가 있습니다. 이럴 땐 이것저것 더 시도해 봐야합니다. 양약과 병용해도 좋습니다. 그런데 양약이 설사의 원인인 경우도 있습니다.

진무탕
眞武湯

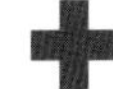

인삼탕
人蔘湯✪

1포×3/일
4주 단위 처방

진무탕도 인삼탕도 무효할 때 두 처방을 병용합니다. 계비탕(啓脾湯)도 유효합니다. 계비탕은 전형적인 불소화변(不消化便)에 사용합니다.

→ 효과가 없으면 →

대건중탕
大建中湯

1포×3/일
4주 단위 처방

진무탕, 인삼탕, 이 두 처방의 병용이 무효할 때는 마지막으로 이 처방으로 합니다. 대건중탕은 변비와 설사 모두 유효합니다.

필독 **용량을 줄여서 유효한 경우가…**

양약의 경우, 용량을 늘리면 유효성이 높아지는 것이 당연한 일입니다. 이걸 용량의존성이라고 합니다. 반면, 한약은 오히려 용량을 줄이는 편이 효과적인 경우가 있습니다. 설사에 쓰는 진무탕 같은 처방은 1일 복용량을 줄였을 때 오히려 설사가 멈추는 경우가 있습니다.

어떤
가슴쓰림이라도

반하사심탕
半夏瀉心湯✪

1포×3/일
4주 단위 처방

과식하여 시판 위장약을 복용하고 싶을 때, 이 처방을 합니다. 소화기 증상 이외의 증상도 치료되는 것이 한방처방의 매력입니다. 폭음폭식 전에 복용해도 효과가 있습니다.

효과 없음
또는
약이 쓸 때

필독

기본은 약한 타입용 처방에서 튼튼한 타입용 처방으로

다양한 선택지가 있을 때, 약한 타입용부터 순차적으로 튼튼한 타입용으로 변경해 가며 약의 효과를 판단하는 것이 일반적인 사용법입니다. 이렇게 하면 부작용이 발생할 확률이 떨어지기 때문입니다.

안중산
安中散

1포×3/일
4주 단위 처방

반하사심탕이 써서 복용할 수 없을 때는 안중산입니다. 처음부터 안중산을 처방해도 문제는 없습니다.

장기화된 경우

인삼탕
人蔘湯✪

1포×3/일
4주 단위 처방

반하사심탕도 안중산도 무효할 때는 인삼탕으로 합니다. 확실하게 원기가 부족한 사람에게는 처음부터 이 처방으로, 상당히 약한 분은 빼고는 처음부터 인삼탕을 처방하지는 않습니다.

가슴쓰림은 보통의 한약처방 방법과는 달리 튼튼한 타입용인 반하사심탕부터 사용합니다. 대부분의 사람들이 이 처방으로 좋아집니다. 효과가 없을 때는 보통 써서 못 먹겠다고 이야기하므로 그때는 안중산 그리고 인삼탕으로 사용합니다. 그리고 육군자탕(이진탕+이중탕으로 대체 가능)으로 가슴쓰림이 개선되는 경우도 있습니다.

과민성 대장증후군

어떤 과민성 대장증후군이든

계지가작약탕
桂枝加芍藥湯

1포×3/일
4주 단위 처방

과민성 대장증후군이나 살살 아픈 복통으로 여러 차례 힘든 분들에게 꼭 시도해 보세요. 튼튼한 타입의 사람에게는 반하사심탕(✪)도 유효합니다. 대건중탕이나 시호계지탕(✪)이 유효한 경우도 있습니다. 아이들의 경우, 소건중탕이 유효.

변비가 개선되지 않을 때

양약은 병용하며 계지가작약탕을 처방합니다. 양약을 중지하지 말 것. 한약을 복용하여 증상이 좋아지면 환자분이 스스로 양약을 감량하기도 하는데, 처음부터 양약을 단박에 끊어버리는 것은 피합시다.

계지가작약대황탕
桂枝加芍藥大黃湯

1포×3/일
4주 단위 처방

계지가작약탕에 대황을 추가한 처방입니다. 변비가 개선되도록 계지가작약탕과 교대로 처방하는 것도 가능합니다. 대건중탕이 유효한 경우도 있습니다.

필독

서양의학의 보완의료가 되어야 함

한방의학의 세계는 매우 넓습니다. 극단적인 선생님들은 "양방 치료를 하고 있기 때문에, 병원에 입원해 있으니 낫지 않는다. 지금 바로 양약을 중지하라"고도 합니다. 저는 지금 당장 양방 치료를 멈추자는 것이 아닙니다.

치핵

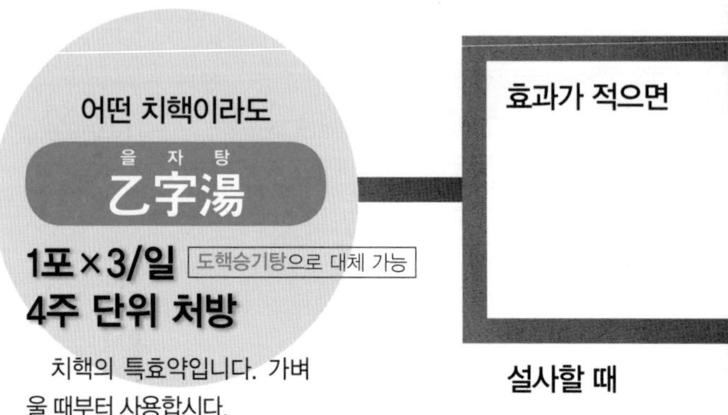

치핵의 특효약입니다. 가벼울 때부터 사용합시다.

외과에서 수술을 권유받은 치질도 좋아지는 경우가 있습니다. 일단 을자탕으로 대변 상태를 조절합니다. 설사하게 되면 치질이 악화되기도 하므로 계지복령환으로 변경합시다. 효과가 없을 때는 계지복령환과 병용합니다. 연고도 병용합니다. 양약 연고로 써도 되고, 한약인 자운고를 사용해도 유효합니다.

도핵승기탕으로 대체 가능

을자탕
乙字湯

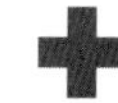

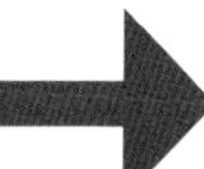

계지복령환
桂枝茯苓丸

1포×3/일 4주 단위 처방

을자탕 단독보다도 효과적입니다.

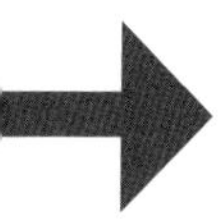

계지복령환
桂枝茯苓丸

1포×3/일 4주 단위 처방

을자탕 복용 후 설사하여 오히려 치질이 악화되어 버릴 경우 사용합니다. 대황을 함유하지 않은 계지복령환으로 변경합니다.

치질은 악성종양이 아니므로 꼭 급하게 수술할 필요는 없지만, 현대적 한약치료로도 좋아지지 않을 때는 수술을 하도록 지도합시다. 수술하기로 결정했다면 빨리 하는 편이 깔끔합니다. 한약으로 좋아졌다면 그건 그대로 또 좋은 것이겠죠. 제 치질은 대시호탕(✪)과 계지복령환으로 좋아졌습니다.

반복되는 장폐색

어떤 반복되는 장폐색이든

대건중탕
大建中湯

1포×3/일 또는 2포×3/일 4주 단위 처방

1일 1포씩 3회로 시작해 보세요. 무효할 때는 2포씩 3회로 증량합니다. 변비 경향이 있다면, 마자인환을 취침 전에 복용하도록 추가해 봅시다.

효과가 적을 때

복부 수술 후유증으로 장폐색 유사 증상을 반복할 때는 반드시 대건중탕을 사용합시다. 발작 횟수나 입원 횟수가 감소할 겁니다. 복통이 일어나지 않을 정도로 마자인환 등의 처방으로 대변을 조절하는 것도 중요합니다.

대 건 중 탕
大建中湯

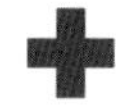

계 지 가 작 약 탕
桂枝加芍藥湯

1포×3/일
4주 단위 처방

대건중탕 단독으로는 무효할 때, 대건중탕과 계지가작약탕을 병용합니다. 경과가 길어질 때에는 이 조합이 꽤 유효합니다.

대건중탕과 계지가작약탕의 병용을 중건중탕이라 부릅니다. 대건중탕과는 또 다른 측면이 있기 때문에 대건중탕이 무효할 때 효과를 발휘하는 경우도 있습니다. 계지가작약탕에 교이를 넣는 것이 소건중탕인데, 대건중탕에 이미 교이가 들어있으므로 소건중탕이 아닌 계지가작약탕과 병용합니다.

어떤 구내염이든

길경탕
桔梗湯

바로 낫지 않을 때

양치질로 여러 날

가글로 사용. 어떤 구내염에든 유효. 끓는 물에 녹여서 냉장고에 넣어뒀다가, 여러 차례 가글하면서 복용합니다. 얼음으로 얼려두는 방법도 있습니다.

필독

시간이 있다면 따뜻한 물에 녹여서

바쁠 때는 엑기스제를 그대로 입에 넣고 물과 함께 삼켜도 문제없지만, 따뜻한 물에 녹여 복용하면 더욱 유효합니다(온복). 인스턴트커피를 가루 채 입에 털어 넣지 않고 녹여 마시는 것과 같은 이미지입니다.

반하사심탕 半夏瀉心湯✪

1포×3/일 2주

위(胃) 불편감이 있을 때 유효. 꼭 위(胃) 불편감이 없더라도 구내염에 유효.

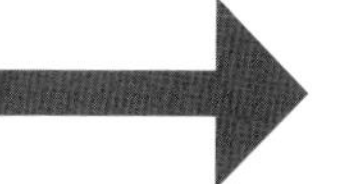

or

황련해독탕 黃連解毒湯✪

1포×3/일 2주

복용할 때 쓰지만 않다면 꽤 유효합니다. 차갑게 복용하는 편이 복용하기 더 편합니다. 길경탕과 병용해도 효과가 있습니다.

필독 **온복(溫服), 열복(熱服), 냉복(冷服)**

황련해독탕은 보통 냉복으로 차갑게 복용하도록 합니다. 길경탕도 냉복으로 구내염이나 편도염일 때 가글하면서 복용하면 좋습니다. 반대로 설사할 때 진무탕은 뜨겁게 복용하도록 합니다(열복). 기본은 온복입니다.

간염

어떤 간염이든

인진호탕
茵蔯蒿湯 ✪

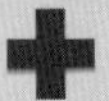

보중익기탕
補中益氣湯 ✪

소시호탕이 OK라면!

1포×3/일
4주 단위 처방

황달의 성약으로 불리는 인진호탕과 보중익기탕을 조합하여 사용하는 것이 제1선택이며 최고입니다. 인진호탕으로 인해 설사할 때는 인진오령산으로 변경하세요.

간염일 경우에는 기력과 체력이 악해지므로 우선 보중익기탕과 인진호탕을 처방합니다. 간염에 유효한 양약이 이미 준비되어 있으므로 오히려 기력과 체력을 증진시켜 주는 한약의 보완적 역할에 맞지 않을까 합니다. 인진호탕에는 대황이 들어 있으므로 설사하는 경우가 있습니다. 그때는 인진오령산을 사용합니다.

인진호탕
茵蔯蒿湯✪

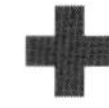

소시호탕
小柴胡湯✪

1포×3/일
4주 단위 처방

간염의 제1선택 한방약으로 다수 처방되었던 시기가 있었습니다. 간염에는 소시호탕이라고 생각했었으나, 이 정도 순서에서 사용해 주는 것이 좋을 것 같으며, 증(證)을 고려해서 사용해야 합니다.

간염 초기에는 소시호탕이 유효하므로 소시호탕의 금기사항인 (1)인터페론 투여 중, (2)간경변 간암, (3)만성 간염이면서 혈소판이 10만/mm^3이하일 경우가 아니라면 소시호탕도 사용할 수 있습니다. 상기 기준에 해당하는 경우가 아니라면 소시호탕부터 처방해도 문제없습니다.

어떤 고혈압이든

황련해독탕

黃連解毒湯 ✪

1포×3/일
4주 단위 처방

물론 양약과 병용합니다. 이 처방으로 드물게 혈압강하제를 감량할 수 있는 경우가 있습니다. 붉은 얼굴, 흥분상태, 초조함 등의 증상을 보이는 경우가 많습니다.

황련해독탕이 쓰다면

고혈압은 양약으로 서양의학적 목표치에 맞춰 조절하는 것이 당연한 대처 방법입니다. 한약은 보완의료로써 동반 증상을 꽤 호전시킵니다. 원하시는 환자분들에게는 이렇게 처방합시다. 한약을 무리해서 권할 필요는 없습니다.

시호가용골모려탕
柴胡加龍骨牡蠣湯

1포×3/일
4주 단위 처방

황련해독탕이 쓰고, 효과도 없을 때에는 이 처방을 시도해 봅시다. 기분이 진정되고, 어느 정도의 혈압 강하 효과도 있는 것 같습니다.

시호가용골모려탕은 스트레스에 의해 발생한 고혈압에 꽤 유효합니다. 혈압강하제 없이 정상치로 내려가는 경우도 있습니다. 중장년 고혈압에는 조등산이 유효합니다.

기립성 저혈압

어떤 기립성
저혈압이든

반하백출천마탕
半夏白朮天麻湯✪

1포×3/일
4주 단위 처방

체력과 기력을 올려주는 약재(인삼과 황기)가 들어있습니다. 어지러움에 유효합니다. 기운이 없으면서 어지러운 분들에게 유효합니다.

효과가 없다면

아침 조회하다가 넘어지는 초등학생, 출퇴근 전철에서 넘어지는 젊은 여성들에게 반하백출천마탕이 유효합니다. 진무탕은 연령이 많은 분들의 어느 호소에든 유효한 약이지만, 젊은 사람에게도 사용합니다.

진 무 탕
眞武湯

1포×3/일
4주 단위 처방

따뜻하게 하는 약재의 대표격인 부자가 들어 있습니다. 고령자이거나 냉증을 느끼는 분들의 어지러움에 유효합니다. 아이들에게 사용할 일은 드뭅니다. 반하백출천마탕이 효과 없을 때 우선 시도해 봅시다.

한약은 일상생활관리(양생) 중 하나라고 생각합니다. 아침 일찍 일어나 아침밥을 제대 챙겨먹고 배변하며 "잘 다녀오겠습니다"라고 말하는 건강한 아이들은 아침 조회에서 보통 쓰러지거나 하지 않습니다. 젊은 여성의 극단적인 다이어트는 당연히 몸에 좋을 리가 없겠죠.

두근거림
(서양의학적으로 이상이 없는 경우)

어떤 가슴
두근거림이든

자감초탕
炙甘草湯

1포×3/일
4주 단위 처방

과거 부정맥 특효약입니다. 가슴 두근거림은 서양의학적 치료가 우선시 되지만, 서양의학적으로는 문제가 없고, 이미 양약 처방을 받았는데도 두근거림이 지속된다고 할 때 사용해 볼 수 있습니다.

효과가 없다면

시호가용골모려탕
柴胡加龍骨牡蠣湯

1포×3/일
4주 단위 처방

부정맥이 스트레스로 인해 생기고, 부정맥은 아니지만, 심장 박동이 신경 쓰일 때 사용해 볼 수 있습니다.

순환기 질환은 당연히 서양의학적 치료를 해야 합니다. 하지만 지금의 서양의학적 처방으로는 해결되지 않는 호소는 꼭 한약처방을 시도해 봅시다. 다양한 호소가 조금이라도 편해질 겁니다. 다양하게 시도해 보세요.

가미소요산
加味逍遙散 ✪

1포×3/일 4주 단위 처방

다양한 호소가 있으며, 그중에 두근거림도 포함되어 있을 때 효과가 있습니다. 다른 호소가 없어도, 단순 두근거림에도 효과가 있습니다.

효과가 없다면

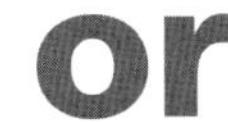

소시호탕+반하후박탕으로 대체 가능

시박탕
柴朴湯

1포×3/일 4주 단위 처방

마음먹기에 따라 두근거림이 사라지기도 할 때, 다른 것에 집중하면 두근거림을 느낄 수 없을 때 처방합시다.

필독 **서양의학으로 치료되는 것은 당연히 그것으로**

서양의학적 치료가 존재하지 않던 시대에 부정맥에는 자감초탕, 심부전에는 목방기탕, 협심증에는 당귀탕 등을 사용했습니다. 현대의학이 진보한 지금, 이런 질환에 한약으로만 처방하는 것은 오히려 위험합니다.

빈뇨

어떤 빈뇨이든

우차신기환
牛車腎氣丸

1포×3/일
4주 단위 처방

처음에는 우차신기환으로 야뇨 횟수를 1회 정도 감소시키는 것을 목표로 잡아봅시다.

좀 더 튼튼하면

조금이라도 좋아진다면

두근두근, 메슥거리면

연령이 들어가면서 이것저것 젊을 때와는 다른 몸 상태 변화를 느끼게 됩니다. 그런 모든 증상을 가능한 좋게 만들어 주는 과거의 지혜 패키지가 우차신기환입니다. 여기서 약을 2개 뺀 것이 팔미지황환입니다. 모두 비슷합니다. 현대풍 병명으로는 전립선 비대로 인한 빈뇨에 쓰는 처방이지만, 여성의 빈뇨에도 유효합니다.

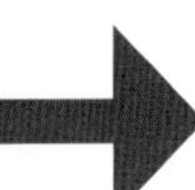

용담사간탕
龍膽瀉肝湯

1포×3/일 4주 단위 처방

고령 환자가 아니거나, 연령적으로는 고령이지만, 건강한 경우 처방합니다.

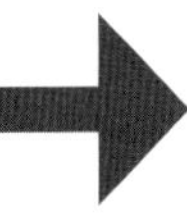

우차신기환
牛車腎氣丸을 지속

1포×3/일 4주 단위 처방

조금이라도 좋아진다고 생각되면 지속합니다. 3~6개월 복용해 주는 편이 효과가 좋습니다.

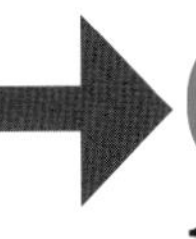

청심연자음
淸心蓮子飮

1포×3/일 4주 단위 처방

우차신기환의 지황 때문에 메슥거리는 경우 사용합니다. 약한 체질에 활용합니다. 기운을 북돋아 주는 인삼과 황기가 포함되어 있습니다.

빈뇨의 목표는 우선 소변 횟수를 1회라도 감소시키는 것. 처음부터 젊은 시절로 돌아간다는 식으로 설명하는 것은 무리이며 오해를 낳을 수 있습니다. 야뇨가 한 번이라도 감소하면 숙면감은 늘어나므로 목표 설정을 너무 높게 하는 것은 금물이며, 이것은 다른 현대적 한약치료에서도 모두 마찬가지입니다.

방광염

어떤 방광염이든

저 령 탕
猪苓湯

1포×3/일 오림산으로 대체 가능
1주 단위 처방

방광염에는 항생제를 사용하게 됩니다. 항생제와 병용하며 물 마시는 양을 늘리면 쉽게 방광염 치료가 가능합니다.

빈뇨가 장기간 이어지면

방광염이 여러 차례 나타날 경우에는 그 원인 해결을 비뇨기과 선생들에게 부탁합시다. 대변 닦는 방법, 성교 시 문제, 그리고 이외의 문제 등 관련 있는 사항이 다양하므로 이것을 해결하면 방광염의 빈도가 줄어드는 경우도 있습니다. 항생제를 복용할 수 없을 때는 저령탕이 좋습니다.

저령탕 합 사물탕
猪苓湯合四物湯

1포×3/일
4주 단위 처방

항생제를 통해 소변 상 세균이 사라졌음에도 빈뇨가 낫지 않는 경우. 장기간 복용합니다. 점점 빈뇨가 나아질 것입니다.

한약이 역할을 해야 할 때는 세균성 방광염이 치료되었음에도 빈뇨가 이어지는 무균성 재발성 방광염입니다. 좋은 양약이 없으므로 꼭 이런 환자들에게는 저령탕 합 사물탕을 사용해 주세요.

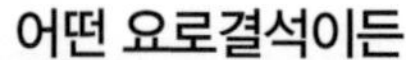

어떤 요로결석이든

저령탕
猪苓湯

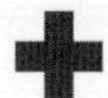

오림산으로 대체 가능

작약감초탕
芍藥甘草湯

1포×3/일
1주 단위 처방

작약감초탕에는 감초가 다량 함유되어 있습니다. 장기 투여 시에는 가성 알도스테론증이 발생할 우려가 있으므로 7일 정도만 복용하고 중지합시다.

서양의학적 진단과 치료는 필수입니다. 여기에 한약을 병용하면 좋은 것이죠. 작약감초탕이 자신의 요로결석 통증에 제일 좋다고 말하는 요로결석 환자도 있습니다. 자신에게 맞는 진통제를 찾는 것이 제일 중요합니다. 물론 양약이 유효하다면 그것만 사용해도 좋습니다.

통증이 안정되고 나면

오림산으로 대체 가능

저령탕
猪苓湯

1포×3/일
4주 단위 처방

요로결석이 있는 분은 통증이 없어진 후에도 저령탕을 복용해 주는 것이 좋다고 생각합니다.

필독

구성 약물이 적은 처방의 특징

작약감초탕은 작약과 감초 2종류의 약재로 구성됩니다. 구성 약물이 적은 약은 바로 효과가 나타나지만, 부작용이 잘 나타날 수도 있습니다. 대황감초탕과 길경탕도 2가지 약재로 구성됩니다. 반면, 체질 개선용 한약은 구성 약재수가 많습니다.

발기부전

연령 증가에 따른 발기부전

정신적 측면에서의 발기부전

허약자의 발기부전

양약 비아그라® 같은 발기부전 치료제를 복용할 때는 그것을 그냥 복용. 병용하면 생각한 것 이상으로 한약은 유효합니다. 우차신기환은 초로기 이후의 쇠약함을 개선시키는 패키지입니다. 발기부전 이외의 증상을 목표로 하여 사용해도 우연히 발기부전이 치료되어 감사의 인사를 듣기도 합니다.

우차신기환 牛車腎氣丸

1포×3/일
4주 단위 처방

발기부전에는 이 처방을 기본으로 합니다. 양약에 대적할 수는 없으니, 병용시키도록 합시다. 양약을 부작용 때문에 사용할 수 없을 때는 한약 단독으로 사용합니다.

시호가용골모려탕 柴胡加龍骨牡蠣湯

1포×3/일
4주 단위 처방

정신적인 발기부전에는 이 처방이나, 계지가용골모려탕을 사용합니다. 정신적인 발기부전에 유효한 양약은 없기 때문에 시도해 볼 가치가 충분합니다.

계지가용골모려탕 桂枝加龍骨牡蠣湯

1포×3/일
4주 단위 처방

허약한 사람이면서 정신적 원인도 관여되어 있을 때 이 처방을 활용합니다.

정력 감퇴가 올 정도의 연령이 아닌데, 정신적 피로로 발기부전이 초래된 환자에게는 시호가용골모려탕을 씁니다. 만약 허약함이 겹쳤다면 계지가용골모려탕을 씁니다. 쭉~ 복용시켜 봅시다. 우울함을 개선하는 양약은 성욕을 감퇴시키기도 하므로 한약으로 치료하는 것이 좋습니다.

어떤 수면장애이든

가미귀비탕
加味歸脾湯

1포×3/일
2주 단위 처방

우선 이 처방을 사용해 봅시다. 기운을 북돋아 주는 약(인삼, 황기)도 들어 있습니다. 매 식전에 복용하면 효과가 있습니다. 낮 동안 졸음이 오지도 않습니다. 잠이 안 올 때, 그때그때 복용하더라도 효과가 있습니다.

효과가 없으면

양약 수면제를 이미 사용하고 있다면 그걸로 그냥 복용. 한약은 당해낼 수 없습니다. 병용하면 더욱 더 잘 자게 되며, 숙면감이 늘게 됩니다. 병용하면서 양약을 감량시킬 수 있게 되는 것은 자주 경험할 수 있을 겁니다. 녹초가 되어 불면증이 발생한 경우에는 산조인탕이 효과가 있는 것으로 유명하지만, 특출한 효과를 보는 경우는 적은 편입니다.

억간산 抑肝散

1포×3/일 2주 단위 처방

기분이 격앙되어 잠이 오지 않고, 1번 깨면 다시 잠을 이룰 수 없을 때 사용합니다. 매 식전에 복용해도 좋고, 입면 전 또는 잠에 들기 어려울 때마다 복용해도 효과가 있습니다.

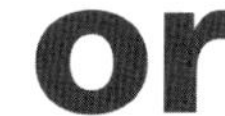

황련해독탕 黃連解毒湯✪

1포×3/일 2주 단위 처방

기분을 가라앉게 합니다. 쓴 약으로 튼튼한 타입용 처방이지만, 사용해 봅시다. 쓴맛이 느끼지 않고 복용할 수 있다면, 꽤 효과가 있을 것입니다. 잠이 안 올 때만 복용해도 잘 듣습니다.

수면장애에 대한 약 효과의 평가 지표는 환자 자신의 숙면감입니다. 따라서 역시 환자분이 자기 스스로 자신에게 맞는 약을 찾아야 하는 것입니다. 처방하는 의사 자신이 먼저 다양하게 이것저것 복용해 보는 것이 좋다고 생각합니다. 그때그때 복용해도 효과가 나는 경우가 있어서, 저는 그때그때 복용합니다. 저는 이 약들 중 무엇을 복용해도 꽤 유효한 것 같습니다. 그때그때 베갯머리에 있는 것을 적당히 복용하고 있습니다.

수면장애(시호제를 사용하고 싶다면)

어떤
수면장애이든

가미소요산
加味逍遙散 ✪

1포×3/일
4주 단위 처방

우선 이 처방을 사용해 봅시다. 초조함이 가라앉을 것입니다. 시호가 함유되어 있습니다.

효과가 없으면

모든 시호제에는 숙면감을 높이는 작용이 있습니다. 가미소요산에도 시호가 함유되어 있습니다. 숙면감도 증가시키며, 대변도 조정하고, 제반 다양한 호소를 편하게 합니다. 수면장애도 치료하는 경우가 있습니다.

대시호탕
大柴胡湯 ✪

1포×3/일 4주 단위 처방

대황이 함유되어 있으므로 설사를 할 수 있습니다.

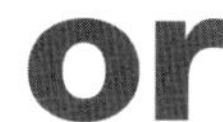

시호가용골모려탕
柴胡加龍骨牡蠣湯

1포×3/일 4주 단위 처방

기분이 가라앉습니다. 튼튼한 타입용 처방으로 알려져 있지만, 약한 분들에게도 사용 가능합니다.

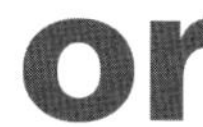

시호계지탕
柴胡桂枝湯 ✪

1포×3/일 4주 단위 처방

이 책에서는 "만능약"이라 부릅니다. 일단 어떤 처방을 써야할지 고민된다면, 이 처방을 씁시다. 무엇보다도 효과가 있을 가능성이 높습니다.

'시호' 글자가 있는 한약은 시호 이외에도 보통 황금을 함유하고 있습니다. 진정제적인 효과가 있어 슬슬 다양한 증상을 편해지게 합니다. 자기 자신에게 맞는 시호제를 이해해 두면 다양하게 써 먹을 수 있습니다. 이 처방들은 그때그때 복용하는 것보다는, 1일 3회 4주 정도 복용하면 효과를 볼 수 있습니다.

편두통

어떤 편두통이든

오수유탕
吳茱萸湯

1포×3/일
4주 단위 처방

편두통에는 트립탄 제제를 씁니다. 서양의학적으로 편두통으로 진단받은 환자에게 꼭 이 처방을 병용시키도록 합시다.

맛있을 경우

맛은 없지만
복용 가능하면

맛이 없어 복용하지
못할 경우

서양의학적으로 정밀검사가 끝난 편두통으로 진단되었고, 트립탄 제제를 사용하는 분이 대상입니다. 오수유탕은 매 식전에 복용하도록 합니다. 그리고 발작 시 그때그때 복용해도 효과가 있습니다. 오수유탕이 잘 맞으면, 5명 중 한 명 정도는 트립탄을 복용하지 않아도 괜찮아지게 됩니다. 꼭 트립탄을 끊지는 못하더라도 사용량은 감소합니다.

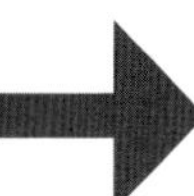

오수유탕 吳茱萸湯 복용 지속

1포×3/일 4주 단위 처방

이 처방이 맛있다고 하는 분은 편두통이 좋아질 가능성이 높습니다. 효과가 당장은 없어도 지속합니다.

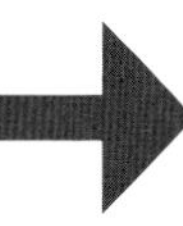

오수유탕 吳茱萸湯 복용 지속

1포×3/일 4주 단위 처방

맛은 없지만, 계속 복용할 수 있는 환자분들도 좋아질 가능성이 높습니다.

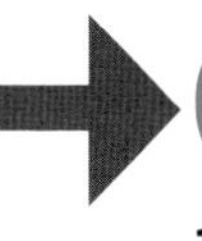

오령산 五苓散

1포×3/일 4주 단위 처방

청상견통탕으로 대체 가능

맛이 없어 아예 못 먹겠다는 사람들은 거의 효과가 없습니다. 오령산으로 변경해 봅시다. 생리 시 악화되는 편두통에는 당귀작약산이나 당귀사역가오수유생강탕이 유효하기도 합니다.

필독

한약은 맛이 중요

맛은 중요합니다. 오수유탕은 꽤 씁니다. 오수유탕이 효과가 있는 환자분은 오수유탕을 맛있다 또는 맛은 없지만 복용할 수 있다고 이야기합니다. 맛이 없고 복용할 수 없는 분에게 무리하게 복용하도록 해도 효과가 없습니다. 그 외의 한약처방에서도 당연한 이야기입니다. 재진 시에는 약맛이 어떠했는지 꼭 물어봐 주세요.

두통(편두통 이외)

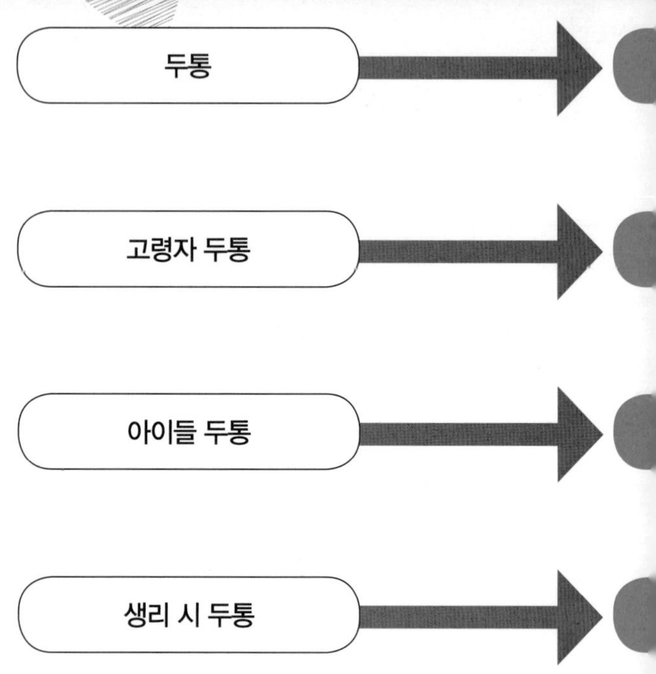

저는 때때로 두통이 생기면 록소닌® [소염진통제]을 복용합니다. 한약을 이것저것 시도해 봤지만, 록소닌 쪽이 더 좋더군요. 하지만 환자분들 중에는 한약을 복용하는 편이 더 편한 분들도 많습니다. 동서양을 막론하고, 자기 자신에게 맞는 것을 찾으면 됩니다.

갈 근 탕
葛根湯 ✪

1포×3/일
두통 시 복용

갈근탕이나 마황탕은 마황이 들어 있습니다. 마황제는 진통제입니다. 우선 이 처방으로 시도해 봅시다.

조 등 산
釣藤散

1포×3/일
4주 단위 처방

고령자의 어지러움과 두통에 시도해 볼 만한 가치가 있습니다. 계지인삼탕이 유효한 경우도 있습니다.

오 령 산
五苓散

1포×3/일 청상견통탕으로 대체 가능
두통 시 복용

아이들 상비약은 마황탕, 소건중탕, 오령산입니다. 오령산도 마황탕도 모두 두통에 유효합니다.

당 귀 작 약 산
當歸芍藥散

1포×3/일
1주 단위 처방

생리 시 호소하는 두통은 당귀작약산입니다. 생리 시 편두통인데, 오수유탕이 무효할 때도 유효합니다. 당귀사역가오수유생강탕이 유효하기도 합니다.

두통이 자주 발생하여 양약 진통제를 계속 복용다가 오히려 약제 유발성 두통으로 힘들어하는 환자들도 있습니다. 양약이 다량 투여되지 않도록 한약을 사용하는 것도 한 방법입니다.

신경통

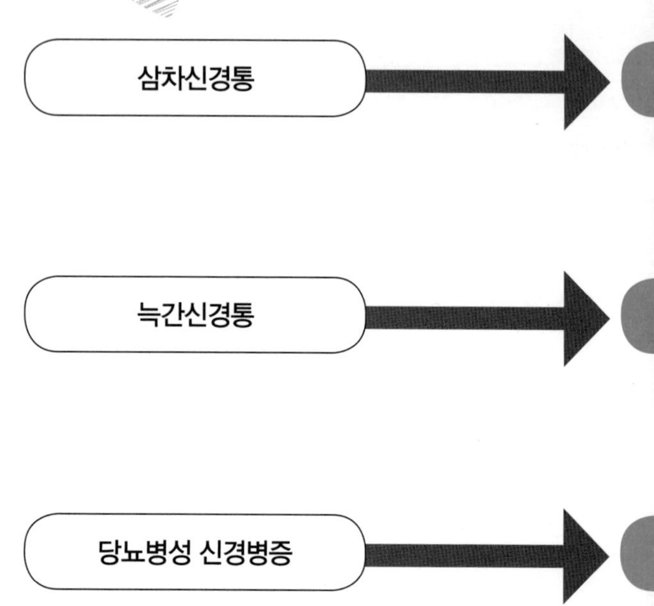

서양의학적 치료는 당연히 하는 것이 전제입니다. 그런데도 치료되지 않고, 더 낫고 싶다, 이럴 때 꼭 한약을 투여해 봅시다. 오히려 환자와 의사 모두 그다지 기대하지 않고 처방했는데, 발군의 효과를 보여 놀라기도 합니다.

청상견통탕으로 대체 가능

오령산 五苓散

1포×3/일
4주 단위 처방

안면영역의 통증으로 치아가 떠있는 듯하게 아픈 경우도 있습니다. 한약 중에서는 오령산이 유효합니다. 부자말을 병용하면 효과가 증가됩니다.

당귀탕 當歸湯

1포×3/일
4주 단위 처방

협심증을 포함한 흉통에 전반적으로 사용할 수 있는 한약이지만, 순환기 질환에 사용하기 보다는 오히려 늑간신경통에 많이 사용하고 있습니다.

우차신기환 牛車腎氣丸

1포×3/일
4주 단위 처방

당뇨 조절을 잘하고 있음에도 손발 저림과 통증을 호소하는 경우가 있습니다. 그럴 때 투여합니다. 부자를 증량하면 효과도 증가됩니다.

필독

부자말 엑기스

엑기스제로 부자말도 처방할 수 있습니다. 부자는 요츠야 카이단(四谷怪談)[1]에 등장하는 독, 쿄겐(狂言)[2] "부스(ぶす)"의 독으로도 유명합니다. 독을 줄여 사용하고 있지만, 저 같은 경우 과량 투여하면 두근두근하고 혀가 저립니다. 연령이 늘어날수록 부자를 복용할 수 있는 양이 증가합니다.

1 에도 시대 말기의 극작가 츠루야 난보쿠(鶴屋南北)의 가부키 각본 이름.

2 가부키 연극의 각본을 가리키는 다른 말.

어떤 치매이든

억간산
抑肝散

1포×3/일
4주 단위
처방

치매로 진단받고, 아리셉트®를 처방받고 있는 환자에게 처방합니다. 특히 치매 주변 증상인 공격적 행동과 자주 화냄에 유효합니다.

한약은 한데 합하면 효과가 약해지기도 합니다. 다른 증상이나 호소가 있을 때는 그에 대한 한약처방을 우선 사용합시다. 그 외에 처방할 한약이 없을 때, 치매라는 키워드에는 억간산입니다.

악몽

어떤 악몽이든

계지가용골모려탕
桂枝加龍骨牡蠣湯

1포×3/일
4주 단위
처방

악몽에는 꿈 상담 등의 서양의학치료 만으로는 대처할 수 없습니다. 한약 중에는 꽤 유효한 처방이 있는데, 우선 이것을 이용해 치료해 봅시다. 대부분 안정됩니다. 복용 지속 여부 판단은 환자가 해야 하는데, 일단 복용시킨 후, 효과를 물어보는 수밖에 없습니다. 꿈을 검사로 알 순 없으니까요.

고전에서는 미망인이 귀신과 성교를 하는 꿈을 꾸었을 때 유효하다고 적혀있습니다. 시도해 볼 가치는 있습니다. 진정되어 잠을 잘 수 있게 됩니다. 반면 정신적인 발기부전에도 유효하다고 합니다. 신기한 약입니다.

우울 상태 우울증

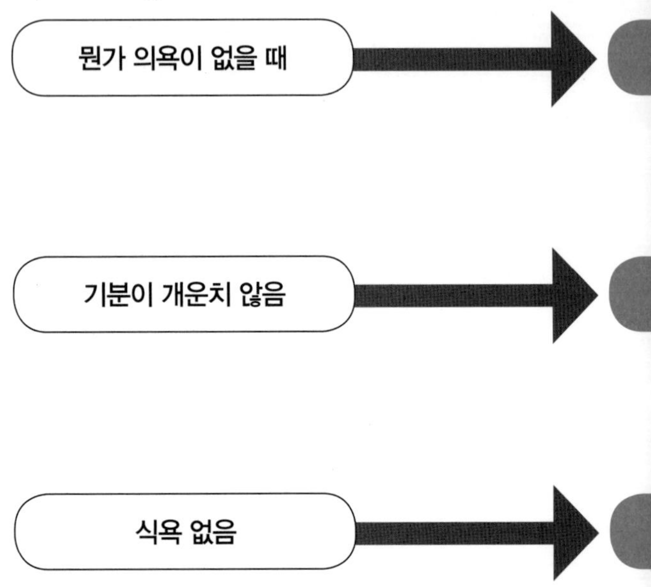

현대사회에서 우울증이나 우울증 유사 증상이 점점 증가하고 있습니다. 왠지 모르게 사람들이 말하는 "우울상태인가"라고 느끼는 사람들도 적지 않습니다. 그럴 때 한약이 유효합니다. 하지만 진짜 우울증은 제대로 정신건강의학과 전문의에게 진료 받도록 해줍시다.

補中益氣湯(보중익기탕) ✪

1포×3/일
4주 단위 처방

우울한 상태이면서 의욕이 나지 않을 때, 특효약. 인삼과 황기를 함유한 삼기제로 십전대보탕도 대용 가능합니다.

香蘇散(향소산)

1포×3/일
4주 단위 처방

기분이 몹시 울적해져 상쾌하지 못한 느낌일 때. 반하후박탕(✪)이나 시박탕(소시호탕+반하후박탕으로 대체 가능)이 유효한 경우도 있습니다.

인삼탕[이중탕]+이진탕으로 대체 가능

六君子湯(육군자탕)

1포×3/일
4주 단위 처방

항우울제를 복용을 하고 있는 상태로, 식욕이 없을 때 특효. 인삼을 함유한 한약으로 가벼운 우울증, 우울상태에도 유효. 향소산과 함께 복용해도 좋습니다.

보중익기탕이나 십전대보탕 같은 인삼과 황기를 함유한 삼기제나 인삼을 함유한 육군자탕이 자주 사용됩니다. 또한 기 순환을 좋게 하는 향소산, 반하후박탕도 유용합니다. 또한 도핵승기탕(✪) 같은 사하제에 해당하는 것으로도 기가 맑아지기도 합니다. 다양한 한약이 우울상태를 개선할 수 있습니다.

정형외과적 질환의 진통제

건강한 사람일 경우

마황을 사용할 수 없는 경우

체력, 기력도
증진하고 싶을 경우

한약 진통제라고 하면 바로 가장 대표적인 것이 마황제입니다. 대표격인 것이 월비가출탕입니다. 비스테로이드성 소염진통제로 통증이 제대로 잡히지 않을 때는 양약과 병용하면 효과가 납니다. 스포츠 선수에게는 우선 월비가출탕을 처방할 때, 도핑 검사에는 마황의 에페드린이 양성으로 나올 수도 있습니다. 따라서 주의가 필요합니다.

대청룡탕+백출탕으로 대체 가능

월비가출탕 越婢加朮湯

1포×3/일
1~4주 단위 처방

마황제입니다. 소화 기능이 좋지 않으면 메슥거릴 수 있습니다. 두근거리는 경우도 있습니다. 의이인탕도 비슷하게 사용할 수 있습니다.

계지가출부탕 桂枝加朮附湯

1포×3/일
4주 단위 처방

마황을 함유하고 있지 않은 진통제입니다. 명확히 약한 분, 월비가출탕을 복용하기 어려운 분에게 처방합니다.

팔물탕+오적산으로 대체 가능

대방풍탕 大防風湯

1포×3/일
4주 단위 처방

체력, 기력을 증강시키는 약재(인삼, 황기)가 함유되어 있습니다. 마황은 들어있지 않습니다. 허약한 상태가 지속되어 관절 질환 등의 통증을 겪고 있을 경우에 사용합니다.

월비가출탕을 복용할 수 없을 때는 계지가출부탕이나 대방풍탕으로 하는데, 마황이 함유되어 있지 않기 때문에 효과가 날 때까지 시간이 걸리는 경우가 있습니다. 또한 월비가출탕을 복용할 수 없더라도 마황제인 의이인탕을 복용할 수 있는 경우도 있습니다. 결국은 복용해보지 않으면 알 수 없습니다.

요통 급성기(요추 염좌)

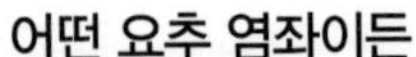
어떤 요추 염좌이든

疎經活血湯 (소경활혈탕)

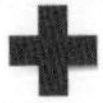

芍藥甘草湯 (작약감초탕)

1포×3/일 오적산으로 대체 가능

1주 단위 처방

작약감초탕에는 감초가 다량 함유되어 있습니다. 막연한 장기투여는 피합시다. 세 끼 식전 처방 정도의 경우, 7일 정도는 안전합니다.

서양의학적 진단과 치료는 필수입니다. 한약은 병용하면 좋습니다. 병용하는 편이 단연코 좋다고 이야기하는 환자분들이 매우 많습니다. 반복적인 요추 염좌를 호소하는 환자는 자신에게 유효한 급성기 약제를 이미 알고 있습니다.

장기화
또는
만성화되면

소경활혈탕
疎經活血湯

1포×3/일
4주 단위 처방

요추 염좌도 7일이면 거의 안정화됩니다. 이후에는 소경활혈탕으로 당분간 유지합니다.

필독

한약은 동시에 몇 가지를 처방해도 괜찮은가?

유효하다면 몇 가지 처방을 겹쳐 처방해도 괜찮지만, 1가지 또는 경험적으로 상성이 좋은 2가지 처방을 병용합니다. 취침 전에 대변을 조정하는 의미로 마자인환 같은 처방을 따로 처방하는 경우도 있습니다. 1회에 4종류 이상을 사용하는 경우는 거의 없습니다.

어떤
좌골신경통이든

우 차 신 기 환
牛車腎氣丸

1포×3/일
4주 단위 처방

우차신기환으로 일단 씁니다. 4주 안에 조금이라도 좋아진다면 지속 사용합니다. 전혀 변화가 없다면 다음 순서로 넘어갑니다.

효과가 없으면

저는 좌골신경통 유사 증상을 가진 대부분의 환자는 정형외과에서 진료를 받도록 하여, 진단을 확정하도록 하고 있습니다. 그래서 좋아졌지만, 더욱 더 좋아지고 싶다고 할 때, 바로 한약이 출동할 차례입니다. 좀 거칠게 말하자면, 위 3처방을 1개월씩 사용해 보고, 무엇이 가장 유효했었는지를 물어 그것을 계속해서 복용하도록 하는 것도 좋습니다.

當歸四逆加吳茱萸生薑湯
(당귀사역가오수유생강탕)

1포×3/일 4주 단위 처방

간헐성 파행이나 냉증 등을 호소한다면 이 처방으로. 이러한 호소가 없더라도 다른 처방이 무효하면 이 처방을 사용해 봅니다.

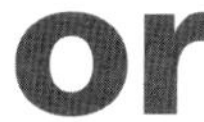

오적산으로 대체 가능

疎經活血湯
(소경활혈탕)

1포×3/일 4주 단위 처방

어쨌든 허리나 무릎이 아플 때는 이 처방입니다. 다른 한약으로 꼼짝도 안할 경우 시도합니다.

필독

병용할 때는

명확하게 상성이 좋은 2가지 처방을 사용할 때를 제외하고는, 가능하면 한 가지씩 처방하여 각각의 효과를 확실히 하며 복용하는 것이 가장 좋습니다. 처음부터 병용하면 효과가 감소되기도 하며, 무엇이 효과가 있는 가를 알지 못합니다.

어떤 간헐성 파행이든

當歸四逆加吳茱萸生薑湯
(당귀사역가오수유생강탕)

1포×3/일
4주 단위 처방

요부 척추관 협착증이나 혈관성 파행 모두에 유효합니다. 냉증을 호소할 때는 우선 이 처방을 선택합시다.

효과가 없으면

서양의학적으로는 간헐성 파행이 있으면, 요부 척추관 협착증이나 만성 동맥폐색인지를 알아보는 것이 중요하며 이에 따라 치료 방침도 달라지게 됩니다. 하지만 현대적 한약치료를 할 때는 두 경우 모두 당귀사역가오수유생강탕으로 대처합니다. 그리고 유효합니다. 혈관성 간헐성 파행에 유효하다는 것이 트레드밀 검사를 통해 과학적으로 입증되었습니다.

오적산으로 대체 가능

소경활혈탕
疎經活血湯

1포×3/일 4주 단위 처방

간헐성 파행이 주소이면서 요통도 비슷하게 호소할 때, 유효합니다. 다른 한약이 효과 없을 때 일단 시도해 봅니다.

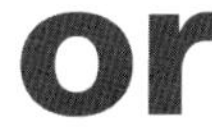

우차신기환
牛車腎氣丸

1포×3/일 4주 단위 처방

저림, 발바닥 위화감, 좌골신경통이 동반되었을 때 이 처방을 사용해 봅니다. 다른 처방이 효과가 없어도 사용해 봅니다.

필독

기본은 4주간 투여

한약 중에도 즉효성이 있는 것도 있으나, 서양의학으로 치료되지 않고 힘든 호소가 어느 순간 소실되는 경우는 사실 드뭅니다. 기본적으로 4주간 한약을 투약하며 경과를 봐야 합니다. 지금까지 와는 달리, 조금이라도 개선된다면 끈질기게 계속 복용하도록 지도합시다.

만성 요통

어떤 만성 요통이든

疎經活血湯 (소경활혈탕)

1포×3/일 오적산으로 대체 가능

4주 단위 처방

어떤 요통이든 이 처방으로 치료해 봅시다. 요통만이 유일한 호소라면 꽤 유효합니다.

효과가 없으면

만성 요통, 좌골신경통, 간헐성 파행 등은 환자분이 한 번에 호소합니다. 요부 척추관 협착증 등으로 이미 진단받은 경우가 많지만, 좀 더 좋아지고 싶다며 찾아옵니다. 소경활혈탕, 우차신기환, 당귀사역가오수유생강탕을 다양한 순서로 투여해 보세요. 꽤 유효함을 실감할 수 있을 것입니다. 병용도 가능합니다.

당 귀 사 역 가 오 수 유 생 강 탕

當歸四逆加吳茱萸生薑湯

1포×3/일 4주 단위 처방

간헐성 파행이나 냉증 등을 호소하면 이 처방으로. 이런 호소가 없더라도 다른 처방이 무효하면 사용합니다.

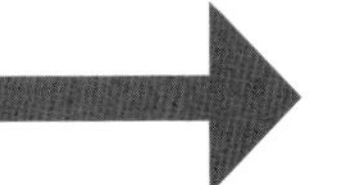

or

우 차 신 기 환

牛車腎氣丸

1포×3/일 4주 단위 처방

저림, 발바닥 위화감, 좌골신경통이 동반되었을 때, 이 처방을 사용해 봅니다. 다른 두 처방이 효과가 없어도 사용해 봅니다.

필독

한약으로도 부작용이 일어날 수 있다

한약은 모두 부작용이 일어날 수 있다고 생각해 두는 편이 더 좋습니다. 뭔가 이상한 일이 일어나면 바로 중지하면 되는 것입니다. 이상한 느낌이 있는데도 계속 복용하지 않도록 미리 잘 고지해 둔다면 기본적으로 한약은 안전합니다.

변형성 슬관절염

어떤 변형성
슬관절염이든

방기황기탕
防己黃耆湯

1포×3/일
4주 단위 처방

우선 이 처방을 사용합니다. 하지만 방기황기탕 만으로 매우 좋아졌다고 이야기하는 환자분들이 많지는 않습니다. 그렇더라도 우선은 이 처방으로.

효과 없음
또는
효과가 적을 경우

변형성 슬관절염인 분은 조금이라도 몸이 마르면 그만큼 무릎의 비명이 줄어들 것으로 생각하는 환자분들도 있습니다. 그런데도 살이 빠지지 않죠. 이런 물살형인 사람은 위장이 꽤 약합니다. 우선 월비가출탕이 아니라 살이 빠질 것을 조금이라도 기대하며 방기황기탕을 단독 투여합시다.

방기황기탕
防己黃耆湯

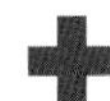

월비가출탕
越婢加朮湯

1/2포×2/일 대청룡탕+백출탕으로 대체 가능
4주 단위 처방

마황제를 씁니다. 월비가출탕을 병용하면 방기황기탕의 효과가 증강됩니다. 이 병용으로 꽤 효과를 보는 분들이 많습니다. 하지만 위장이 약한 분은 복용할 수 없습니다. 마황을 복용할 수 있는지 없는지는 대략 근육량으로 추정 가능하지만, 결국은 복용해 보지 않으면 알 순 없습니다.

방기황기탕 단독 투여보다 효과를 좀 더 올리고 싶을 때는 월비가출탕을 병용합니다. 위장장애가 걱정된다면 월비가출탕은 1/2포씩 아침저녁으로 복용하는 것으로 시작하여, 서서히 증량하고, 매 식전 1포 1일 합계 3포까지 증량해 가는 방식으로 하면 안심할 수 있습니다. 또는 두근거리면 중지하도록 확실히 이야기해 두면서, 처음부터 1일 2포 또는 3포로 처방해도 좋습니다.

채찍질 손상 및 경추증

어떤 채찍질 손상 및
경추증이든

갈근가출부탕
葛根加朮附湯

갈근탕
= 葛根湯✪

+

계지가출부탕
桂枝加朮附湯

1포×3/일
4주 단위 처방

엑기스제 갈근가출부탕이 없을 때는 갈근탕과 계지가출부탕을 병용합니다.

효과 없음
또는
좀 더 좋아지고
싶을 경우

정형외과에서 제대로 된 치료를 받는다는 것이 전제입니다. 정형외과에서 치료되지 않는 호소이므로 "증상을 가볍게 한다"는 것을 목표로 합시다. 몇 분 정도는 이렇게 치료되는 경우도 있습니다. 서양의학적 치료와 과거의 지혜 병용이 꽤 효과적입니다.

갈근가출부탕
葛根加朮附湯

갈근탕 계지가출부탕
= 葛根湯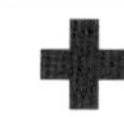**+ 桂枝加朮附湯**

+

계지복령환
桂枝茯苓丸

1포×3/일
4주 단위 처방

효과가 없으면 계지복령환을 추가합니다. 엑기스제 갈근가출부탕이 없을 때는 엑기스제 3개를 사용해야 합니다. 3제 병용은 예외적이지만, 이 조합도 꽤 효과적입니다. 조금이라도 좋아지면 계속 복용합니다.

갈근가출부탕으로도 효과가 없을 때는 계지복령환을 병용합니다. 갈근탕에 마황이 들어있지만, 비교적 약한 분에게도 장기간 복용시킬 수 있습니다. 복용해 보지 않으면 알 수 없습니다. 장기 투여하다가도 두근거리면 바로 중지해야 합니다.

타박 염좌

어떤 타박 염좌이든

계지복령환
桂枝茯苓丸

1포×3/일
2주 단위 처방

어떤 타박, 염좌에든 계지복령환을 투여합니다. 붓기, 통증, 피하 출혈이 경감됩니다.

변비가 있다면

계지복령환은 외상에 대해 특효약으로써 위치를 점하고 있습니다. 따라서 "수술을 하게 되었는데 한약을 주세요"라고 이야기하면 계지복령환과 체력 기력을 증강시키는 보중익기탕(✪)을 함께 처방합시다. 타박과 염좌를 옛날에는 오래된 피의 뭉침이라고 생각한 것입니다.

도핵승기탕으로 대체 가능

通導散(통도산)

1포×3/일 2주 단위 처방

여기에는 대황이 1일량 3g, 망초가 1.8g 들어 있어 설사 경향을 만들 수 있습니다. 변비 경향이며 체격이 단단할 때는 계지복령환보다 이 처방이 좋습니다.

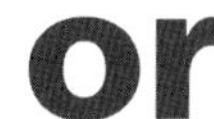

治打撲一方(치타박일방)

1포×3/일 2주 단위 처방

글자 그대로 타박을 치료하는 약입니다. 우선 이것부터 처방하는 방법도 있습니다. 대황이 1일량 당 1g씩 들어있습니다.

서양의학적 치료가 물론 우선되며, 거기에 병용하는 식으로 사용합니다. 염좌의 경우, 부종이 지속되면 문제가 되는 케이스가 있는데, 서양의학적 치료로 부종이 개선되지 않을 때는 한약을 처방하는 것이 묘안입니다. 대황은 그 자체의 항염증 효과를 기대하며 배합하기도 합니다.

갱년기 장애 유사증상

어떤 갱년기
장애 유사증상이든

가미소요산
加味逍遙散✪

1포×3/일
4주 단위 처방

우선, 이 처방을 사용합시다. 굳이 말하자면 진료 받을 때마다 호소가 변하는 타입입니다. 항상 불만거리를 찾는 양상의 환자입니다.

여신산
女神散

1포×3/일
4주 단위 처방

가미소요산이 효과 없을 때는 이 처방으로, 굳이 말하자면 항상 같은 불평불만 하는 타입입니다.

갱년기 장애 유사증상이란, 폐경과는 관계없어도 좋으며, 20~80세 정도까지, 또한 남성도 해당합니다. 언제나 병을 찾는 경향의 분으로, 끙끙거리는 타입에 해당합니다.

抑肝散(억간산)

1포×3/일
4주 단위 처방

여신산이 효과 없을 때는 이 처방으로. 굳이 말하자면 기분 조절이 되지 않는 타입입니다.

柴胡加龍骨牡蠣湯(시호가용골모려탕)

1포×3/일
4주 단위 처방

두근두근, 전전긍긍, 초조해 하는 타입입니다. 실제로는 허약한 사람에게도 꽤 유효합니다.

필독

차례로 또 다른 패가 있는 것이 한약의 매력

한약은 100% 타율이지는 않지만, 차례차례로 패를 낼 수 있습니다. 결과적으로 좋으면 그 하나만으로도 좋은 것이겠죠. 다양한 시도를 해봅시다. 어느 정도 경험이 쌓이면 순서 변경도 할 수 있고, 다른 처방 사용할 수 있을 겁니다. 그리고 타율이 슬슬 올라가겠죠.

갱년기 장애와 부인과 질환

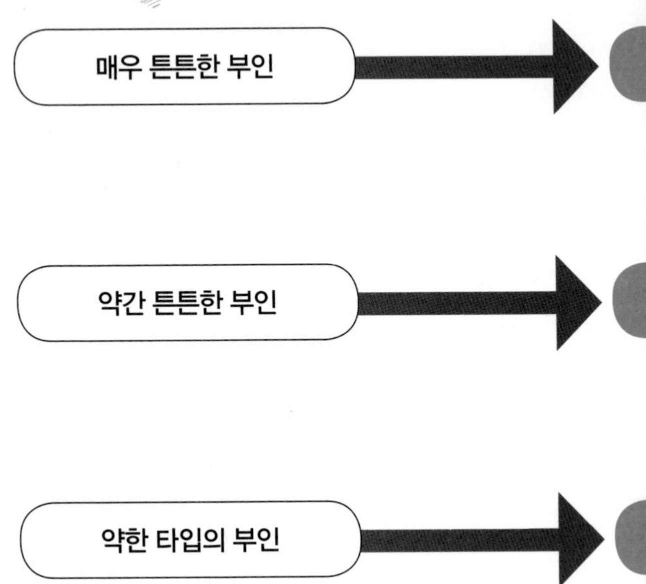

도핵승기탕은 사하제 효과도 있으므로 약한 타입인 분에게 투여하면 복통이 생겨 힘들어질 수 있습니다. 튼튼한 타입은 약간의 복통은 사실 문제되지 않으며, 오히려 기분이 상쾌해질 정도로 대변을 깨끗하게 보게 됩니다.

桃核承氣湯(도핵승기탕) ✪

1포×3/일
4주 단위 처방

변비 경향일 때 쓰며, 쾌변을 유도해 기분을 상쾌하게 하므로 다양한 부인과 질환을 치료합니다. 체력이 약한 분들에게 처방하면 복통이 일어날 수 있으므로 주의해야 합니다.

桂枝茯苓丸(계지복령환)

1포×3/일
4주 단위 처방

약간 튼튼한 부인용이지만, 약한 사람들에게 처방해도 부작용은 일어나지 않습니다.

當歸芍藥散(당귀작약산)

1포×3/일
4주 단위 처방

부인과 질환의 제1선택입니다. 설령 타입을 잘못 맞춰 투여하더라도 부작용은 일어나지 않습니다. 특히 생리, 출산, 임신에 관련된 모든 호소에 아주 유효할 가능성이 높습니다.

필독 부인과 3대 빈용 처방

당귀작약산, 계지복령환, 가미소요산(✪)이 부인과 빈용 처방입니다. 우선 하나하나 처방해 봅시다. 효과가 없더라도 특별히 부작용도 없습니다. 가미소요산이 갱년기 장애의 제1선택인데, 그 이외의 상황에는 당귀작약산과 계지복령환으로 커버하면 됩니다.

월경 전 증후군

어떤
월경 전 증후군이든

억간산
抑肝散

1포×3/일
4주 단위 처방

생리 전에 흥분을 잘하며, 초조해 하는 분들에게는 우선 이 처방을 써봅시다. 생리 전에 자기 자신을 컨트롤할 수 없는 정서 불안정에도 효과가 있습니다.

효과가 없으면

생리 전에 어떻게 할 수 없을 정도로 초조할 때는 우선 억간산. 글자 그대로 기의 항진을 억눌러 주는 약입니다. 소아의 야간 울음, 불면, 치매로 날뛰는 증상 등에 모두 유효합니다. 저도 불면 시에 애용합니다.

가미소요산
加味逍遙散 ✪

1포×3/일
4주 단위 처방

초조하며 억간산이 효과 없을 때는 이 처방으로. 끙끙대며 초조해 하는 분들에게 사용하는 처방이지만, 억간산이 효과 없을 때도 유효합니다.

도핵승기탕
桃核承氣湯 ✪

1포×3/일
4주 단위 처방

사하제 성분이 들어 있습니다. 복통을 동반한 설사가 발생하여 힘들 때는 중지합니다. 가벼운 복통이 있지만, 오히려 기분이 좋다고 하는 경우에는 다양한 호소가 한 번에 치료될 가능성이 큽니다.

월경 전 긴장 증후군도 부인과 질환이므로 당귀작약산과 계지복령환이 유효한 경우도 있습니다. 부인과 관련해서는 특히 당귀작약산, 가미소요산, 계지복령환 처방을 고려합시다.

월경량이 많다

어떤 월경량 과다이든

芎歸膠艾湯

궁귀교애탕

1포×3/일
4주 단위
처방

부인과에서 검사한 결과 암은 아니라고 함. 자궁근종이라고 들었는데, 월경량이 많아 힘들다. 폐경되면 자궁근종이 작아진다고 하여 수술은 하지 않고 버텨보고 싶다. → 이와 같은 호소가 있을 때 시도해 볼 수 있습니다. 또한 자궁내막증 등으로 생리통이 심하며 월경량이 많은 분에게도 유효합니다.

과거에는 하반신 출혈에 궁귀교애탕을 사용했습니다. 치질 출혈, 방광 출혈, 그리고 월경혈 과다가 모두 해당합니다. 말할 것도 없지만, 서양의학적 검사는 실시하고 치료한다는 전제로 처방하는 것입니다.

어떤 생리 임신 출산으로
악화되는 호소이든

당귀작약산
當歸芍藥散

1포×3/일
4주 단위
처방

생리 임신 출산으로 악화되는 모든 호소에 우선 이 처방을 사용해 봅시다. 꽤 유효합니다. 생리에 관한 호소이므로 적어도 1개월 이상 투여하고 생리 변화를 확인합시다.

생리로 악화되는 편두통, 하지나 음부 정맥류 통증, 냉증, 부종 또는 습관성 유산, 출산 후 요통 등에 모두 유효할 수 있습니다. 100%는 아니지만, 대신 어디에든지 처방해도 효과가 있을 가능성이 있는 것이 한약의 결점이자 매력입니다.

임신 시 한약

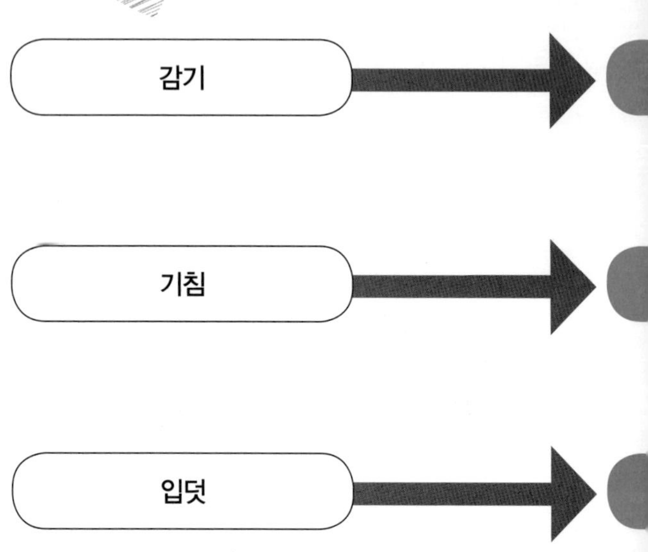

보통 임신을 하면, 튼튼한 타입도 어느 정도 약해집니다. 임신이라는 키워드 만으로 감기에 대응할 경우, 계지탕을 처방해야 합니다. 임신 이전부터 복용하던 한약은 지속해도 문제가 없을 것으로 생각되지만, 어떤 위험이 있을지 모르므로 주의하면서 유지해 주세요.

계지탕
桂枝湯

1포×3/일
수일 단위 처방

임신 시 감기에는 우선 이 처방으로, 향소산을 써도 됩니다.

맥문동탕
麥門冬湯

1포×3/일 백출탕+생맥산으로 대체 가능
그때그때

임신 시 마른기침에 사용합니다.

소반하가복령탕
小半夏加茯苓湯

1포×3/일
그때그때

차갑게 복용합니다. 토하더라도 조금씩 복용하면 좋은데, 아예 아무것도 먹을 수가 없을 정도의 입덧이라면 입원하여 링거를 맞는 것이 좋습니다. 인삼탕(✪)이 유효한 경우도 있습니다. 인삼탕은 따뜻하게 하여 복용합니다.

필독

한약의 임신에 대한 안전성은?

엑기스제라면 임신을 모르고 1달 정도 복용해도 괜찮습니다. 엑기스제를 복용하다가 유산했다는 보고도 없습니다. 하지만 우연히 다른 원인으로 유산되었을 때, 한약을 복용해서 그렇다고 의심을 살 수도 있습니다. 임신 중에는 환자분과 잘 상담해 주세요.

유선통

어떤 유선통(乳腺痛)이든

當歸芍藥散

당귀작약산

1포×3/일
4주 단위
처방

유선통에는 꼭 이 처방을. 생리에 동반하여 통증이 생길 때 아주 유효합니다. 진단을 확실히 하기 위해 검사를 통해 암을 배제하고, 통증이 신경 쓰이지 않을 정도라면 복용은 불필요. 암이 아니더라도 통증이 있을 때는 한약으로 치료!

유선통을 초진할 때, 유방암일 가능성은 드뭅니다. 유선통을 호소하는 환자가 맘모그래피나 초음파로 유방암은 아니라고 진단되었으면, 통증에 대해서는 경과 관찰하게 됩니다. 그때, 꼭 한약을 처방해 주세요. 계지복령환이나 도핵승기탕(✪)도 유효합니다.

불임 습관성 유산

어떤 불임 습관성 유산이든

當歸芍藥散(당귀작약산)

1포×3/일
4주 단위
처방

불임 치료에서 서양의학적 치료는 현격한 진보를 이루어 냈습니다. 하지만 환자가 아직 젊고 충분한 시간을 가지고 있을 때에는 한약 만으로 치료해 보는 것도 괜찮습니다.

당귀작약산은 출산 관련 호소에 특효약입니다. 불임, 습관성 유산, 산후 회복이 나쁠 때 등에 자주 사용되어 왔으며, 현재도 많이 사용됩니다. 반면 온경탕도 배란 유도 등을 목적으로 사용되고 있습니다. 이 경우, 사실 서양의학적 치료가 최우선입니다. 한약은 보완의료로써 병행하여 사용합시다.

꽃가루 알레르기

효과 없으면

어떤 꽃가루
알레르기이든

소 청 룡 탕
小靑龍湯

1포×3/일
2주 단위 처방

꽃가루 알레르기에는 우선 이 처방을 사용합니다. 그리고 상태를 지켜봅니다.

효과가 있으면

두근두근
메슥메슥
거릴 경우

과거에는 대부분의 꽃가루 알레르기가 소청룡탕으로 나았습니다. 지금은 다릅니다. 항히스타민제를 복용하는 사람들이 많기 때문입니다. 하지만 소청룡탕으로 시작합시다. 소청룡탕을 투여해서 신체 반응을 보고, 다른 처방을 고려합시다. 마황부자세신탕이나 영계출감탕을 병용할 수도 있습니다.

대청룡탕+백출탕으로 대체 가능

월 비 가 출 탕

越婢加朮湯

1포×3/일 2~4주 단위 처방

마황이 하루 6g 함유되어 있습니다. 소청룡탕보다 강력하지만, 두근거림, 메슥거림 발생 빈도도 높습니다.

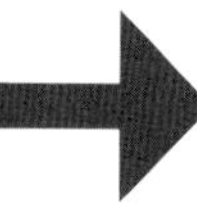

소 청 룡 탕

小靑龍湯을 지속✪

1포×3/일 4주 단위 처방

항히스타민제를 끊지 못하더라도 복용량을 줄여줄 수 있습니다.

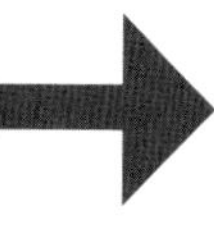

영 감 강 미 신 하 인 탕

苓甘薑味辛夏仁湯

1포×3/일 2~4주 단위 처방

마황 때문에 두근거릴 경우, 이 처방을 사용합니다. 마황이 들어있지 않습니다. 영계출감탕도 유효할 수 있습니다.

유효하면 당연히 소청룡탕을 지속합니다. 효과가 없을 때는 월비가출탕으로 변경합니다. 월비가출탕 복용에 의해 두근거리면 중지합니다. 소청룡탕 복용만으로 이미 두근거림, 메슥거림이 있을 경우에는 영감강미신하인탕으로 변경합니다. 신이청폐탕이나 갈근탕가천궁신이(갈근탕으로 대체 가능)도 다음 초이스로 사용할 수 있습니다.

어떤 어지러움이든

영계출감탕
苓桂朮甘湯

1포×3/일
4주 단위 처방

서양의학적 치료가 효과 없는 경과가 긴 어지러움에는 우선 영계출감탕을 사용합니다.

효과가 없으면

대수롭지 않은 어지러움이라면 영계출감탕부터 시작하세요. 장기간 지속되는 어지러움에는 반드시 검사를 완료하고, 서양의학적 치료를 해도 낫지 않는 사람들을 목표로 합시다. 치료만 하다가 뇌종양 같은 질환을 놓친다면 본말전도이겠죠.

반하백출천마탕
半夏白朮天麻湯✪

1포×3/일
4주 단위 처방

체력, 기력을 돋우는 성분도 함유되어 있습니다. (인삼, 황기) 기력, 체력이 떨어져 있는 분들에게 유효하지만, 전혀 그런 것과 관계가 없어도 어지러움에 유효합니다.

진무탕
眞武湯

1포×3/일
4주 단위 처방

따뜻하게 하는 성분(부자)이 들어있으므로 고령자에게 유효하지만 젊은 분들에게도 꽤 유효합니다. 한 번 사용해 봅시다.

바로 어지러움이 완치되길 기대하면(너무 큰 기대를 하면) 의사와 환자 모두 낙담하게 됩니다. 서양의학적 치료로 나아지지 않은 것을 치료하는 것입니다. 그러니 조금이라도 나아지면 함께 기뻐해야 하는 것이겠죠?

어지러움 (키워드로 처방)

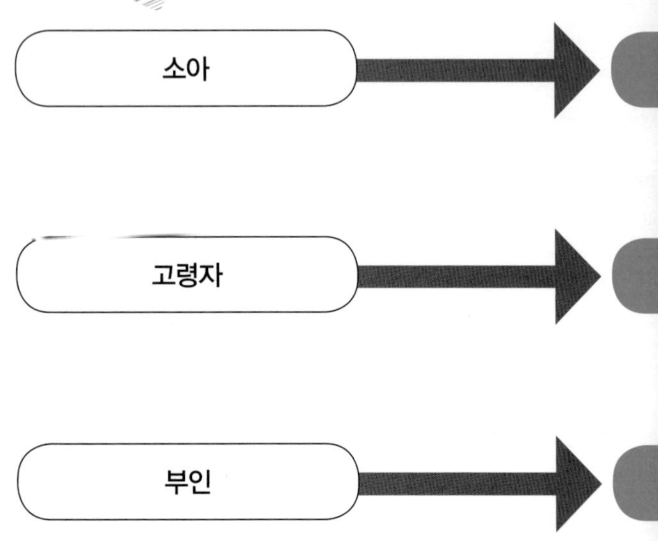

어지러움은 우선 영계출감탕을 사용하는 것이 좋지만, 이와 같은 키워드를 사용하여 처방할 수도 있습니다. 고령자 어지러움에는 영계출감탕보다 조등산이 유효한 경향이 있습니다. 아이들에 대한 특효약은 오령산입니다. 서양의학적 치료로 나아지지 않는 환자분은 처방을 변경하면서 유효한 처방을 탐색하며 천천히 경과 관찰해 갑니다.

청상견통탕으로 대체 가능

오령산 五苓散

1포×3/일
4주 단위 처방

아이들 어지러움에는 오령산. 거칠게 말하자면 오령산은 아이들의 모든 호소에 유효합니다.

조등산 釣藤散

1포×3/일
4주 단위 처방

고령자 어지러움에는 영계출감탕보다 조등산이 유효합니다.

당귀작약산 當歸芍藥散

1포×3/일
4주 단위 처방

부인들 어지러움에는 이 처방. 생리 시 악화되는 경우에는 이 처방을 사용합니다.

필독

몇 개월분을 처방하면 좋을까요?

초진 후 적어도 2~4주 뒤에 오도록 합니다. 유효성 뿐 아니라 부작용이나 복용 시 맛 등을 체크하기 위해서입니다. 환자분에게 미리 지도하여 무슨 일이 있으면 내원하도록 할 것을 확실히 했다면 3개월분 처방하는 경우도 있기는 합니다.

어떤 부비동염이든

갈근탕가천궁신이
葛根湯加川芎辛夷

1포×3/일 갈근탕으로 대체 가능
4주 단위 처방

우선 갈근탕가천궁신이를 처방합니다. 부비동염 유사 증상에도 유효합니다. 부비동염 외, 코막힘, 후비루 등에 사용해도 ok입니다.

효과 없음 또는 두근거릴 경우

학동기 아이들 중 코에 고름이 차서 집중할 수 없고, 성적이 나쁜 경우에도 효과가 있습니다. 갈근탕에는 마황이 들어있지만, 장기 복용도 그다지 문제는 없습니다.

신이청폐탕
辛夷淸肺湯

1포×3/일
4주 단위 처방

체질개선까지 함께 노려 사용해 봅시다. 갈근탕가천궁신이는 마황이 들어있으나, 신이청폐탕에는 들어 있지 않습니다. 이외 소시호탕가길경석고(소시호탕+형개연교탕으로 대체 가능)나 형개연교탕(✪)도 유효합니다.

갈근탕은 급성기 특효약이라는 인상이 있지만, 부비동염에는 갈근탕에 천궁과 신이를 추가하여 사용합니다. 꽤 유효하며, 코가 깔끔해 지므로 건강해지게 됩니다. 장기간 투여해도 위장장애는 그다지 일어나지 않습니다.

편도염

어떤 편도염이든 | 소시호탕+형개연교탕으로 대체 가능

소 시 호 탕 가 길 경 석 고

小柴胡湯加桔梗石膏

1포×3/일 4주 단위 처방

길경, 석고는 목통증에 유효합니다. 소시호탕은 경과가 길어진 염증에 유효하므로 이렇게 병용합니다.

길 경 탕

桔梗湯

하루 여러 차례 "가글용"으로 사용합니다.

특별히 통증이 심할 때는 길경탕을 차갑게 하여 가글하며 삼켜줍니다. 통증이 편해질 것입니다.

편도염으로 아플 때 사용해 봅시다. 검사는 확실히 해주세요. 길경탕은 그때그때 사용이 가능하며, 소시호탕가길경석고는 찬찬히 복용시켜 주세요.

어떤 코피이든

黃連解毒湯(황련해독탕)✪

그때그때 복용

갑자기 발생한 코피에 차갑게 복용합니다. 머리를 들고 코를 압박하면 출혈이 멈추게 됩니다. 자주 코피가 반복될 때는 물론 이비인후과 검사가 필요합니다.

황련해독탕을 따뜻하게 복용하면 오히려 코피가 악화되는 경우가 있습니다. 아무쪼록 차갑게 복용하도록 합시다. 변비 경향인 경우에는 삼황사심탕(✪)을 사용합니다.

알레르기성 결막염

어떤 알레르기성 결막염이든

소 청 룡 탕
小靑龍湯 ✪

1포×3/일
2주 단위 처방

알레르기성 결막염에 대해서는 우선 이 처방을 사용합니다. 그리고 상태를 지켜봅니다.

효과 없으면

효과가 있으면

두근두근
메슥메슥
거릴 경우

안과 영역에서 한약을 쓸 일이 가장 많은 것이 알레르기성 결막염입니다. 꽃가루 알레르기와 비슷한 요령으로 처방합니다. 안과 영역에서는 백내장에 팔미지황환, 근시에 영계출감탕을 과거에는 사용해 왔으나, 백내장에는 수술이 최고입니다. 안구 피로에 보중익기탕(✪)이 효과가 있습니다.

대청룡탕+백출탕으로 대체 가능

越婢加朮湯 (월비가출탕)

1포×3/일 2~4주 단위 처방

마황이 1일당 6g 함유되어 있습니다. 소청룡탕보다 강력하지만, 두근거림, 메슥거림 발생 빈도도 높습니다.

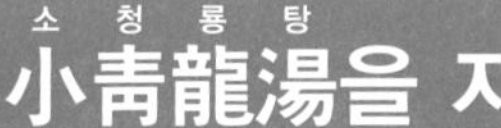

小青龍湯을 지속 (소청룡탕) ✪

1포×3/일 4주 단위 처방

항알레르기제를 끊지 못하더라도 복용량을 줄여주는 역할을 할 수 있습니다.

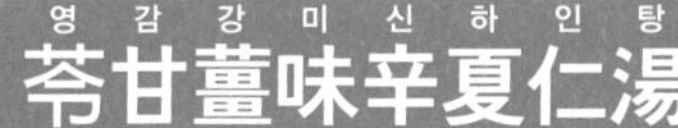

苓甘薑味辛夏仁湯 (영감강미신하인탕)

1포×3/일 2~4주 단위 처방

소청룡탕의 마황 때문에 두근거릴 경우에는 이 처방을 사용합니다. 마황을 함유하고 있지 않습니다.

유효하다면 당연히 소청룡탕을 지속. 효과가 없으면 월비가출탕으로 변경합니다. 월비가출탕 복용 후 두근거리면 중지합니다. 소청룡탕으로 이미 두근거림이 발생했다면 영감강미신하인탕으로 변경합니다. 신이청폐탕이나 갈근탕가천궁신이(갈근탕으로 대체 가능)도 다음 초이스로 씁니다.

어떤
습진 아토피이든

십미패독탕
十味敗毒湯

1포×3/일 인삼패독산으로 대체 가능
4주 단위 처방

서양의학으로 치료할 수 없는 어떤 습진이든 일단 이 처방으로 시도합니다. 조금이라도 좋아지는 경향이 있으면 지속합니다. 피부 질환에 대한 한방치료에서는 변비를 치료하는 것이 가장 중요합니다. 황련해독탕(✪) 병용도 유효합니다.

서양의학적으로 치료되지 않는 습진을 대상으로 합니다. 양약은 유지합니다. 피부과 진료도 지속할 것을 권유합니다. 병행해서 한방치료를 합니다. 변비는 우선 취침 전 마자인환으로 약간 설사 경향을 만들어 내도록 합시다.

溫淸飮(온청음)

1포×3/일 당귀연교음으로 대체 가능
4주 단위 처방

건조한 습진에 기본이지만, 소풍산 무효 증례에 유효한 경우도 있습니다.

or

消風散(소풍산)

1포×3/일
4주 단위 처방

짓무른 습진에 기본이지만, 온청음 무효 증례에 유효한 경우도 있습니다.

→

荊芥連翹湯(형개연교탕)✪

1포×3/일
4주 단위 처방

위 3가지 약이 무효할 경우, 유효한 경우가 있습니다. 환자분과 조금이라도 좋아지는 한약을 찾기 위해 노력해 봅시다.

서양의학으로 치료되지 않는 습진이므로 간단히 치료되지는 않습니다. 조금이라도 좋아지는 경향이 있으면 유지합니다. 치료를 시작하고 수일 내에 악화되는 경우가 있는데, 4주를 목표로 처방하여 그때 개선 효과를 판단하도록 합시다.

습진 아토피 (키워드로 처방)

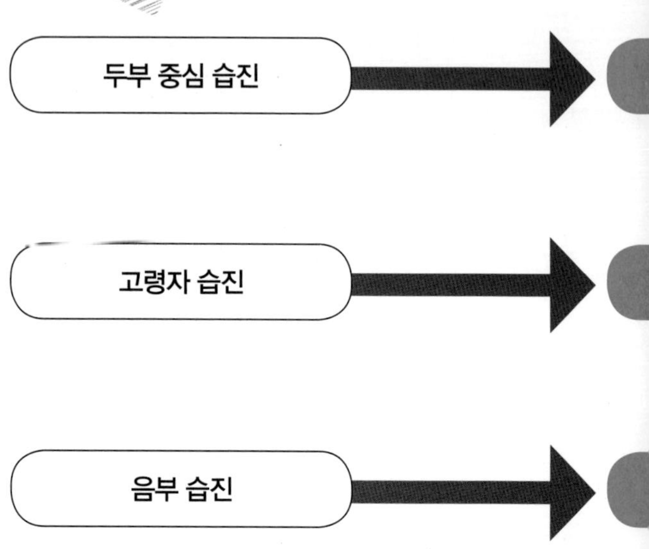

서양의학으로 치료되지 않는 습진에는 키워드로 처방하는 방법도 유효합니다. 두부, 고령자, 음부 등에 따라 처방해 주세요. 이것도 환자분과 유효한 약을 찾아 가보자는 자세로 찬찬히 대처해 간다면 대부분 낫습니다.

치두창일방
治頭瘡一方

1포×3/일
4주 단위 처방

두부가 특히 심한 습진일 때 꽤 유효한 처방입니다. 두발로 인해 보이지 않는 부분의 습진에도 유효합니다.

당귀음자
當歸飮子

1포×3/일
4주 단위 처방

피부가 거칠거칠하면서 가려움이 증가하는 습진일 때 사용합니다. 투석 시의 가려움을 동반한 피부 병변에도 유효합니다.

용담사간탕
龍膽瀉肝湯

1포×3/일
4주 단위 처방

음부 습진이라는 키워드로 처방합니다. 유효한 경우가 있습니다.

양약과 외용약은 그대로 유지합니다. 절대 끊어서는 안 됩니다. 변비는 해결해야만 하므로, 변비는 마자인환 등 같은 처방으로 깨끗이 개선시켜 버립시다. 한약을 시작하면서 양약 치료를 바로 중지해 버리면 악화되었을 때, 무엇 때문에 악화되었는지 판단할 수가 없습니다.

습진 아토피로 인한 피부 가려움

어떤 습진 아토피로 인한
피부 가려움이든

황련해독탕
黃連解毒湯✪

1포×3/일
2주 단위 처방

피부 가려움에는 우선 이 처방을 사용해 봅시다. 쓰기 때문에 차갑게 복용합니다. 아토피 가려움에도 유효합니다.

효과가 없거나
쓰다!

습진이나 아토피로 일단 가려움을 좀 줄이고 싶다고 할 때 사용합니다. 가려움이 경감되고 피부염도 편해지는 경우가 많습니다. 아이들이더라도 유효하면 복용합니다. 오히려 아이들은 불평이 없어서 효과가 있으면 잘 복용합니다. 가려움 경감에는 2주 정도의 경과 관찰로 충분합니다.

백호가인삼탕 白虎加人蔘湯

1포×3/일
2주 단위 처방

황련해독탕이 효과 없을 때 사용합니다. 설사를 하거나 몸이 차가워지기도 합니다. 유효한 환자들은 오히려 몸이 차가워지는 편이 기분이 좋다고 이야기합니다. 황련해독탕과 백호가인삼탕 병용이 유효한 경우도 있습니다.

황련해독탕은 황련, 백호가인삼탕은 석고로 가려움을 편하게 하는데, 한약은 약재의 세트가 중요합니다. 황련해독탕에 사물탕을 추가한 것이 온청음(당귀연교음으로 대체 가능)이지만, 온청음보다도 황련해독탕 쪽이 가려움에 더 유효합니다.

두드러기

어떤 두드러기이든

십미패독탕
十味敗毒湯

1포×3/일 인삼패독산으로 대체 가능
4주 단위 처방

서양의학으로 치료되지 않는 모든 두드러기에는 우선 이 처방으로 도전합니다. 조금이라도 좋아지는 경향이 있으면 유지합니다. 피부 질환에 대한 한방치료는 변비를 치료하는 것이 무엇보다 중요합니다.

효과가 없으면

피부과 한의 치료의 큰 적은 변비입니다. 변비인 환자분에게는 마자인환 같은 처방을 병용시킵시다. 변비에 듣는 한약도 특히 피부과 영역에서는 효과를 보입니다. 십미패독탕은 습진에도 제1선택입니다. 서양의학으로 치료되지 않는 두드러기이므로 4주 정도는 끈기 있게 투여합시다. 조금이라도 좋아진다면 유지합니다.

인진호탕
茵蔯蒿湯✪

1포×3/일
4주 단위 처방

십미패독탕이 효과가 없을 때 사용합니다. 대황이 들어있으므로 사하 효과도 있습니다.

인진호탕
茵蔯蒿湯✪

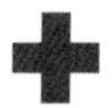

십미패독탕
十味敗毒湯

1포×3/일
4주 단위 처방

인삼패독산으로 대체 가능

다음 방법은 위 두 처방 병용입니다. 찬찬히 복용시켜 봅시다.

두드러기에서 십미패독탕 다음 수는 인진호가 들어 있는 한약입니다. 인진호탕은 설사가 발생하기도 하므로 그럴 때는 인진오령산을 사용합니다. 설사 경향인 환자분에게는 처음부터 인진호탕이 아니라 인진오령산을 처방해 봅시다.

주부습진

어떤 주부습진이든

온경탕
溫經湯

1포×3/일
4주 단위 처방

손 거침 증상으로 힘들어 하는 환자분에게 우선 이 처방을 사용해 봅시다.

효과가 없으면

심한 주부습진이라면 고무장갑 착용이 중요합니다. 설거지를 할 때 고무장갑을 착용하는 것만으로도 효과가 있습니다. 제대로 4주간 상태를 지켜봅시다. 피부과 연고제도 같이 사용합시다.

계지복령환가의이인
桂枝茯苓丸加薏苡仁

1포×3/일
4주 단위 처방

온경탕이 효과가 없을 때는 이 처방으로. 의이인은 율무로 이것만으로도 피부 질환 개선은 가능하지만, 이 처방 구성이 보다 더 우수합니다.

손의 거칠거칠한 느낌이나 살갗에 조금이라도 개선된다면 지속적으로 복용하도록 합시다. 지속적으로 복용하면 한약을 끊더라도 재발하지 않음을 종종 경험합니다. 몸에 윤기를 제공하는 사물탕(당귀, 작약, 천궁, 지황)류도 주부습진에 유효합니다.

여드름

어떤 여드름이든

청상방풍탕
淸上防風湯

1포×3/일
4주 단위 처방

여드름 제1선택 처방입니다. 붉은 여드름에 특히 유효합니다. 세안 등의 기본적인 스킨케어는 기본적으로 해야겠지요. 변비는 아주 큰 적입니다.

효과가 없으면

여드름도 피부 질환이기 때문에 변비는 큰 적입니다. 마자인환 같은 약으로 확실하게 변비를 치료합시다. 세안 등의 기본적인 사항은 꼭 지키도록 합시다. 또한 단 음식을 먹었을 때 여드름이 늘어날 수 있으니, 그것을 피하도록 하는 것은 당연한 일이겠죠? 언제 여드름이 악화되는 지는 본인이 사실 제일 잘 알고 있습니다.

계 지 복 령 환 가 의 이 인
桂枝茯苓丸加薏苡仁

1포×3/일
4주 단위 처방

푸른 여드름에 유효한 것으로 알려져 있습니다. 어쨌든 청상방풍탕이 효과가 없을 때 사용해 봅시다. 계지복령환으로도 대용 가능합니다.

형 개 연 교 탕
荊芥連翹湯 ✪

1포×3/일
4주 단위 처방

이것저것 다 효과가 없으면 천천히 체질 개선을 시도한다는 생각으로 이 처방을 사용해 봅니다.

여드름 속에 황색 고름을 가지고 있는 여드름에는 십미패독탕이 특히 유효합니다. 또한 하얀 편에 속하는 여드름에는 당귀작약산이 유효하기도 합니다. 이렇게 다양한 한약으로 치료에 도전해 봅시다.

대상포진 후 신경통

어떤 대상포진 후
신경통이든

마 황 부 자 세 신 탕
麻黃附子細辛湯

1포×3/일 오적산으로 대체 가능
4주 단위 처방

마황부자세신탕을 처방하며 서서히 부자 용량을 증량합니다. 1g은 이미 함유되어 있으므로, 서서히 3g까지, 주의를 기울이며 6g 정도까지 증량합니다.

효과가 없으면

서양의학적 치료가 효과가 없는 대상포진 후 신경통에 한약이 유효합니다. 우선 마황부자세신탕을 씁니다. 부자는 독을 줄이는 처리가 되어 있으므로 총량으로 하루 6g 정도까지는 주의하여 증량하면 안전하지만 개인차가 있습니다. 두근거림 같은 증상에 주의하면서 증량합시다.

청상견통탕으로 대체 가능

오령산
五苓散

1포×3/일
4주 단위 처방

마황부자세신탕+부자증량이 효과가 없으면, 아예 다른 처방인 오령산을 사용해 봅니다. 오령산에 부자를 병용하면 더욱 효과적입니다. 보중익기탕이 유효한 경우도 있습니다.

대청룡탕+백출탕으로 대체 가능

월비가출탕
越婢加朮湯

1포×3/일
4주 단위 처방

마황부자세신탕에도 마황이 들어있지만, 마황이 많이 함유되어 있는 이 한약으로 통증이 잡히는 경우도 있습니다. 의이인탕으로도 대용 가능합니다.

마황부자세신탕은 비교적 약한 분이더라도 복용할 수 있는 마황제입니다. 반면 월비가출탕은 약한 분에게는 위에 부담이 됩니다. 하지만 실제 복용해 보지 않고는 알 수 없으므로, 효과가 없을 때는 두근두근, 메슥거리는 느낌이 생기는 경우가 있으므로 주의하면서 처방합시다. 협심증이 있는 사람에게 마황제는 금기입니다.

초로기의 호소

어떤 초로기 호소든

牛車腎氣丸(우차신기환)

1포×3/일 4주 단위 처방

초로기에 일어나는 다양한 변화를 가능한 좋게 해보기 위해 만들어 낸 패키지입니다. 요통, 슬통, 저림, 간헐성 파행, 빈뇨, 기력 저하, 성기능 저하 등에 효과가 있습니다.

釣藤散(조등산)

1포×3/일 4주 단위 처방

초로기에 일어날 수 있는 다양한 변화 중 어지러움, 고혈압, 두통 등에 이 처방이 유효합니다.

우차신기환에서 우슬과 차전자를 빼면 팔미지황환으로, 이것도 초로기 호소에 유효합니다. 초로기 호소 중 난청, 이명, 백내장 등도 있습니다. 난청, 이명에도 드물게 효과를 발휘합니다. 하지만 백내장에는 렌즈교환 수술이 최선입니다. 고령자의 어지러움이나 고혈압, 두통 등에는 조등산이 자주 쓰입니다.

마지막까지 건강하게

어쨌든 마지막까지 건강하게 해드리고 싶을 때

眞武湯(진무탕)

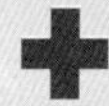

人蔘湯(인삼탕) ✪

1포×3/일 4주 단위 처방

진무탕과 인삼탕을 같이 복용시키면 복령사역탕이라는 처방과 유사해집니다. 마지막까지 비교적 건강하게 지내실 수 있게 해드릴 수 있습니다. 복용만 가능하다면 노쇠한 분들에게는 매우 좋은 구성입니다. 재택 의료를 시행하는 선생님들이 사용해 보면 좋을 처방입니다.

진무탕은 고령자의 갈근탕으로도 불립니다. 갈근탕은 마황을 복용할 수 있는 분일 경우, 급성 발열성 질환, 관절통, 복통, 설사, 어깨 결림, 중이염 모두에 효과를 발휘합니다. 진무탕도 어디든 효과를 보일 가능성이 있습니다. 인삼탕은 허약한 분의 위장약이므로, 이 두 가지를 함께 사용하면 협동작용을 기대할 수 있습니다.

아이돌 상비약

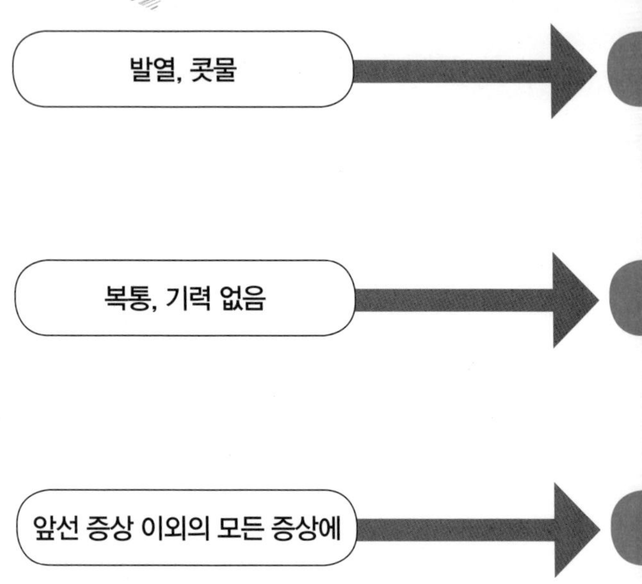

어린이가 있는 집에서는 마황탕, 소건중탕, 오령산과 같은 상비약을 준비합시다. 이 세 가지 정도면 꽤 잘 대처할 수 있습니다. 보통은 건강한 아이용입니다. 허약아일 경우, 매일 소건중탕을 복용시켜 주세요. 마황탕과 소건중탕 이외는 거의 어떤 증상이든 오령산으로 대처가 가능합니다.

대청룡탕으로 대체 가능

마황탕 麻黃湯

1포×3/일 또는 그때그때 복용

아이들의 발열에는 우선 이 처방으로. 또한 콧물, 꽃가루 알레르기에도 유효합니다.

소건중탕 小建中湯

1포×3/일 또는 그때그때 복용

아이들이 복통 있거나 기력이 없을 때 사용합니다.

불환금정기산으로 대체 가능

오령산 五苓散

1포×3/일 또는 그때그때 복용

두통, 멀미, 어지러움, 설사, 구토, 복통, 더위 탐 등에 모두 효과가 있습니다. 발열에도 유효합니다.

필독

소아 복용량

소아 복용량을 가감법 중 하나입니다. 한약은 생약의 합산과 밸런스이다보니 총량은 사실 그다지 문제가 되지 않습니다. 마황 같은 약에 의한 부작용만 없다면 어떤 용량으로 복용해도 괜찮습니다. 기본적으로는 초등학생은 성인용량의 약 1/2, 유치원생은 약 1/3, 그 이하는 약 1/4로 사용합니다.

허약아 또는 허약한 분

어떤 허약아 또는 허약한 분이든

소건중탕
小建中湯

1포×3/일
4주 단위 처방

허약아 제1처방. 끈기를 가지고 복용시켜 봅시다. 대부분은 이 처방으로 좋아집니다.

효과가 없으면

인삼탕[이중탕]+이진탕으로 대체 가능

육군자탕
六君子湯

1포×3/일
4주 단위 처방

식욕이 없는 것이 메인 타깃입니다. 식욕이 늘어나면서 다양한 증상들이 개선됩니다.

허약아에게는 꼭 한약을. 그중에도 소건중탕을 처방해 주세요. 그러면 힘이 납니다. 머리 회전이 빨라집니다. 식욕이 생깁니다. 운동 능력도 향상됩니다. 끈기 있게 처방해 주세요, 한 가지 처방이 효과가 없더라도 끈기 있게 몸에 맞는 한약을 찾아 봅시다.

효과가 없으면

보중익기탕
補中益氣湯

1포×3/일
4주 단위 처방

기력, 체력을 증강시키는 기본처방입니다. 기력이 늘어나면서 다양한 증상이 개선됩니다.

효과가 없으면

시호계지탕
柴胡桂枝湯

1포×3/일
4주 단위 처방

위 세 처방이 모두 효과가 없을 때, 사용합니다. 시호계지탕은 만능약이므로 어쨌든 해결이 잘 안되면, 처방해 봅시다.

소건중탕은 허약아 이외에 어른이더라도 입이 짧은 분들에게 사용할 수 있습니다. 밥을 먹으면 바로 배가 불러 오르고, 체중이 늘지 않는 그런 때도 사용할 수 있는 한약입니다.

야뇨증

어떤 야뇨증이든

소 건 중 탕
小建中湯

1포×3/일
4주 단위 처방

우선 허약아의 특효약인 소건중탕을 시도해 봅니다. 건강해 짐으로써 야뇨 횟수도 감소합니다.

효과가 없으면

아이가 밤에 한 번씩 실수하는 것은 당연한 일이지만, 그것이 여러 차례 일어나면, 문제에 해당합니다. 정신적 스트레스가 원인인 경우도 많고, 발달 문제인 경우도 있으므로, 소아과 선생님들에게 제대로 진료를 볼 수 있게 해주세요. 한약은 보조적으로 사용하면 좋습니다.

팔미지황환
八味地黃丸

1포×3/일
4주 단위 처방

초로기 쇠약함을 타깃으로 하는 한방약이지만, 야뇨에도 유효합니다.

야뇨증은 부모를 걱정스럽게 합니다. 이럴 때 일수록 마음을 넓게 하고 따뜻하게 아이를 돌보아 주는 것이 중요합니다. 자기 전에 물을 많이 마시지 말고, 취침 전에 화장실에 가게 하는 것 등의 일상 수칙 준수는 당연히 해야 하겠죠.

어떤 야간 울음이든

작약감초탕
芍藥甘草湯

1포×3/일
1주 단위 처방

우선 작약감초탕을 시도해 봅시다. 작약감초탕의 효과는 바로 나타납니다. 7일 처방으로 충분합니다.

효과가 없으면

야간 울음의 특효약은 감맥대조탕으로 알려져 있지만, 우선 작약감초탕을 투약합시다. 효과가 있으면 바로 나타납니다. 또한 작약감초탕은 많은 의료기관에 상비되어 있는 한약입니다. 작약감초탕으로 상태를 지켜보며, 효과가 없을 때에는 감맥대조탕 사용을 고려합시다.

감맥대조탕
甘麥大棗湯

1포×3/일
4주 단위 처방

야간 울음의 특효약으로 알려져 있습니다. 이 약으로 바로 효과를 보는 경우도 있습니다만, 4주 정도는 상황을 살펴봅시다.

억간산
抑肝散

1포×3/일
4주 단위 처방

분노를 억누르는 한약입니다. 야간 울음에도 물론 유효합니다. 이것도 4주 정도 상황을 살펴봅시다.

필독

모자동복

억간산은 모자동복이라고 해서, 엄마와 아이가 함께 억간산을 복용하면 아이의 야간 울음에 유효한 것으로 알려져 있습니다. 엄마의 분노가 아이에게 전달된 것이라는 생각에서 나온 이야기입니다. 아이를 학대하듯 힘들게 하는 현 시대에 이런 방법도 유효할지 모릅니다.

암에 걸렸다면

어떤 암이든

보중익기탕
補中益氣湯✪

1포×3/일
4주 단위 처방

어떤 기운찬 사람도 암을 선고 받으면 기력이 약해집니다. 그럴 때 유효한 처방입니다. 병과 싸울 기력을 보충해 봅시다.

빈혈이 있으면

팔물탕으로 대체 가능

십전대보탕
十全大補湯

1포×3/일
4주 단위 처방

암이 진행하면 빈혈이 됩니다. 그럴 때 기력과 체력 모두 개선할 목적으로 처방해 봅시다.

암에 대한 서양의학적 치료는 진보하고 있습니다. 한약의 역할은 보완의료입니다. 기력 체력을 증진시켜, 다양한 호소가 조금이라도 편해진다면 좋은 것 아닐까요? 다양한 처방을 처방해 주세요. 암을 한약 만으로 치료하겠다고 생각하는 것은 좀 무리입니다.

폐전이

인삼양영탕
人蔘養營湯

1포×3/일
4주 단위 처방

폐전이가 있거나 폐암일 경우에는 이 처방입니다. 폐결핵일 때에 처방하면 유효했던 처방입니다.

마지막까지 건강하게

진무탕
眞武湯

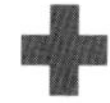

인삼탕
人蔘湯✪

1포×3/일
4주 단위 처방

마지막까지 건강하게 할 수 있는 처방입니다. 복용할 수 있는 한 복용하도록 합니다.

필독

EBM은 필요한가?

암에 유효하다는 EBM은 없습니다. 하지만 한약은 중대한 부작용은 거의 없고, 비용도 고액이 아닙니다. 시험 삼아 사용해 보고, 좋다면 계속 복용하는 약 정도로 생각하면 충분하다고 생각합니다. 서양의학의 발목을 잡는 일도 없습니다.

항암제(이리노테칸)로 인한 설사

우선

반하사심탕
半夏瀉心湯

1포×3/일
2주 단위 처방

항암제인 이리노테칸에 의한 설사에 사용합니다. 설사에 반하사심탕은 효과를 발휘하므로, 이리노테칸뿐 아니라 다른 항암제로 인한 설사에도 사용합니다.

효과가 없으면

암에 직접 작용하는 유효한 한약은 없지만, 부작용 해결에는 꽤 역할을 합니다. 우선 항암제, 특히 이리노테칸에 의한 설사에 반하사심탕을 처방해 봅시다.

시령탕
柴苓湯

1포×3/일
2주 단위 처방

이리노테칸에 의한 설사에 황금이 유효하므로 그 다음에는 시령탕을 시도해 봅시다.

설사라는 키워드의 경우, 이외에 진무탕, 인삼탕(✪), 대건중탕 등도 좋습니다. 힘들어 하고 있는 환자분은 지푸라기라도 잡는 심정입니다. 다양한 약 중에서 환자분에게 맞는 약을 찾아가도록 합시다.

입원하면

우선, 어떤 입원이든

보중익기탕
補中益氣湯✪

1포×3/일
퇴원할 때까지

어떤 병으로 입원하든 기력은 쇠약해지게 마련입니다. 명확한 양성 질환으로 입원하는 것을 빼고는 기력이 쇠약해질 가능성이 있습니다. 이때 보중익기탕을 처방합시다.

빈혈, 화학요법이나 방사선 치료 시

필독

이 책에는 일절 한의학 용어는 나오지 않습니다.

영국 유학 중에는 사이언스의 한가운데에 있었습니다. 지금도 이치에 맞지 않는 것은 매우 싫어합니다. 잘 모르는 것은 잘 모른다고 설명하는 편이 납득이 됩니다. 가상적 병리 개념을 계속 나열하게 되면, 초학자에게는 불신감이 늘어날 뿐이라고 생각합니다.

팔물탕으로 대체 가능

십전대보탕
十全大補湯

1포×3/일
퇴원할 때까지

빈혈을 동반할 때는 십전대보탕입니다. 항암제를 사용하는 화학요법이나 방사선 치료의 경우, 빈혈 경향이 되므로 십전대보탕이 좋습니다.

필독

보완의료로써 한약은 대단하다.

사실 이전에 저는 한약에 전혀 흥미가 없었습니다. 보험 의료로 세컨드 오피니언을 일본에서 처음으로 시행하며, 서양의학의 한계를 느끼게 되어 한약에 빠지게 되었습니다. 그리고 마쓰다 구니오 선생을 만나, 한방의학의 정수를 이해할 수 있었습니다.

손발 번열감

어떤 손발 번열감이든

팔미지황환
八味地黃丸

1포×3/일
2주 단위 처방

우선 팔미지황환을 처방해 봅시다. 팔미지황환이 없다면 우차신기환을 처방해도 좋습니다.

효과가 없으면

필독 한방○○과라고 꼭 표방을

한방○○과라는 표방, 예를 들어 한방내과나 한방외과는 언제든 바로 사용할 수 있습니다. 학회 전문의 자격과는 관계없습니다. 이 책과 만남으로써 장래에 모두들 한방○○과를 표방하실 수 있게 되길 기대합니다.(역자 주: 국내에는 한방전문의 제도가 시행되고 있어, 일정 전문 수련 과정을 거친 전문의 한의사만이 한방내과, 침구과, 한방부인과, 한방소아과, 한방재활의학과, 한방신경정신과, 한방안이비인후피부과, 사상체질과와 같은 전문 과목을 표방할 수 있습니다.)

당귀연교음으로 대체 가능

삼물황금탕
三物黃芩湯

1포×3/일
2주 단위 처방

손발 번열감의 특효약으로 알려져 있지만, 상비되어 있지 않은 경우가 많으므로 팔미지황환이 효과가 없을 경우 사용합니다. 약간 쓰며, 팔미지황환보다 튼튼한 타입에게 유효하지만, 실제 사용해 보지 않고는 알 수 없습니다.

필독

한방 공부 방법 힌트

한방의 세계는 넓으므로 다양한 선생님, 다양한 공부 방법이 있습니다. 우선 자신과 잘 맞는 선생님을 찾아봅시다. 찾았다면 그 선생님의 강연을 듣고, 책을 읽어가며 다른 데 한 눈 팔지 말고 공부해 봅시다.

상열감 안면홍조

어떤
상열감 안면홍조이든

가미소요산
加味逍遙散

1포×3/일
4주 단위 처방

우선 이 처방을 사용해 봅시다. 얼굴이 핫!하고 달아오르는 호소를 할 때 씁니다. 반면에 손발이 차갑다고도 합니다. 다양한 호소를 합니다.

효과가 없으면

여신산
女神散

1포×3/일
4주 단위 처방

상열감에 가미소요산이 효과가 없을 때, 이 처방으로. 감히 이야기하자면, 언제나 같은 일에 불평불만이 많은 타입에 사용합니다.

갱년기 장애에 동반되는 경우가 많지만, 폐경과는 전혀 무관하게 호소하는 경우도 있습니다. 일단 "열이 오른다"고 호소하면 처방해 볼 가치가 있습니다. 가미소요산, 여신산, 계지복령환은 주로 여성용이지만, 남성에서도 유효합니다.

효과가 없으면

계지복령환
桂枝茯苓丸

1포×3/일
4주 단위 처방

상열감에 유효합니다. 튼튼한 타입이라면 우선 이 처방을 사용해 봅시다.

효과가 없으면

황련해독탕
黃連解毒湯✪

1포×3/일
4주 단위 처방

좌측 3개 처방은 주로 여성용입니다. 남성의 상열감에는 황련해독탕을 사용합니다. 차갑게 해서 복용합니다. 남성에게도 앞 3가지 약이 효과가 있기도 합니다.

가미소요산, 여신산, 계지복령환 등이 효과가 없을 때는 황련해독탕을 사용해 봅시다. 조금 좋지만 아직 다 좋아진 것은 아닐 때는 도핵승기탕(✪)이라는 튼튼한 타입을 위한 약이 유효하기도 합니다. 남성의 안면홍조에는 우선 황련해독탕을 처방합니다.

어떤 비만이든

방풍통성산
防風通聖散

1포×3/일
4주 단위 처방

음식, 알코올 제한을 하고 적절한 운동을 시행한다는 것이 대전제입니다. 폭음폭식을 하면서 한약을 사용해서 살을 뺀다고 생각해서는 절대 뺄 수 없습니다.

효과가 없으면

한약 만으로 살을 빼고 싶다는 분들은 여기서 논외입니다. 일상생활에서 엄청 노력을 해도 잘 빠지지 않는 분들에게 한약은 보조적으로 유효합니다. 약간 설사 경향이 생길 정도가 좋다고 생각합니다. 요즘 유명한 방풍통성산보다도 대시호탕으로 살이 빠졌다는 분들도 꽤 있습니다. 저도 그렇습니다.

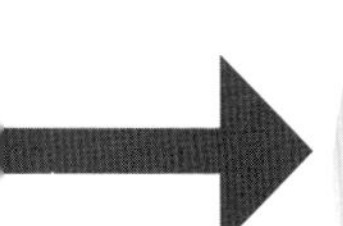

대시호탕
大柴胡湯

1포×3/일
4주 단위 처방

대시호탕이 유효한 비만도 있습니다. 자신에게 맞는 약을 찾아봅시다.

식이제한을 할 수 있는 사람은 방풍통성산이나 대시호탕을 복용하면 더욱 살이 빠집니다. 복서들이 체중 감량하는 것과 비슷합니다. 급격한 감량은 보통 리바운드를 동반하므로 서서히 살을 빼는 편이 장기적으로 유익합니다. 한약은 생활 습관 개선과 병행하여 사용해야 합니다. 자기 자신의 몸에 좋은 느낌을 주는 한약을 지속적으로 복용합시다.

물살형 비만

어떤
물살형 비만이든

방기황기탕
防己黃耆湯

1포×3/일
4주 단위 처방

근육량이 적은 비만에 유효합니다. 쭉 짜면 물이 나올듯한 체형이라고도 보아도 됩니다. 이 타입인 분들은 실제로 꽤 간식을 좋아합니다. 오후 간식이나 과일, 사탕이 들어간 청량음료를 좋아합니다.

식생활 제한을 하다가
기력이 쇠약해졌을 시

쭉 짜면 물이 나올 것 같은 비만에는 방기황기탕입니다. 방풍통성산이나 대시호탕(✪)의 경우, 복통이 생기기도 합니다. 하지만 방기황기탕 단독으로 효과가 없을 때는 그 무시무시한 방풍통성산이나 대시호탕으로 사용해 보세요. 복용할 수 있을지 없을지는 복용해 보지 않고는 결국 알 수 없기 때문입니다.

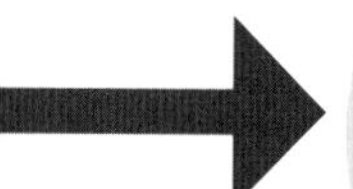

보중익기탕
補中益氣湯✪

1포×3/일
4주 단위 처방

몸을 마르게 하면서 기운을 북돋아 주는 약입니다. 간식을 끊기 위한 기력을 주기 위해 사용합니다. 식욕부진에도 유효한 한약이지만, 식생활 제한 상태에서 기력을 북돋아 주기 위한 처방이기도 합니다. 이 약도 꽤 효과를 보입니다.

간식을 끊으면 배가 고파 움직일 수가 없다고 하는 분들이 있습니다. 이런 분들에게는 방기황기탕이 효과가 없습니다. 대시호탕이나 방풍통성산은 복용할 수가 없습니다. 그런 때는 보중익기탕으로 줄어든 기력을 보충하면서, 서서히 간식량을 줄여야 합니다. 사실 살이란 것이 쉽게 빠지지 않으므로 노력하는 수밖에 없습니다.

어떤
식욕부진이든

육 군 자 탕
六君子湯

1포×3/일 인삼탕[이중탕]+이진탕으로 대체 가능
4주 단위 처방

식욕부진이라는 키워드로 처방 가능. 식욕부진 이외의 증상에도 잘 듣습니다. 이것이 육군자탕의 매력입니다.

효과 없음
또는
지나치게 달 때

팁톡

육군자탕의 식욕증진 메커니즘

육군자탕이 식욕부진에 유효한 기전은 육군자탕에 함유된 진피의 헵타메톡시플라본(heptamethoxyflavone)이 식욕증진 호르몬인 그렐린의 억제를 제어하기 때문인 것으로 알려져 있습니다. 보중익기탕에도 진피가 함유되어 있습니다.

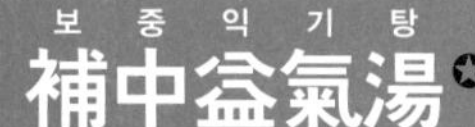

1포×3/일
4주 단위 처방

단맛은 육군자탕보다 적습니다. 기력 체력을 올리는 인삼과 황기가 들어 있습니다. 식욕도 증가시킵니다. 동반증상도 좋게 만듭니다.

필독

한약은 살아남는다

앞으로 헵타메톡시플라본(heptamethoxyflavone)이 화학 합성되어도 육군자탕과 보중익기탕 모두 없어지지 않을 것입니다. 왜냐하면 한약은 경험에 기초한 생약의 합산이므로, 식욕부진 이외에도 다양한 증상과 호소에 유효하기 때문입니다.

냉증

어떤 냉증이든

당귀사역가오수유생강탕
當歸四逆加吳茱萸生薑湯

1포×3/일
4주 단위 처방

본인이 냉증이 있다고 호소하는 것이 냉증입니다. 그리고 그걸로 힘든 것이죠. 우선 이 처방을 사용해 봅시다.

복부도 찰 경우

안면이 뜨거울 경우

좀 더 좋아지고 싶을 경우

서양의학적으로 "냉증"이란 병명은 없습니다. 동맥이 막혀 있다, 서모그라피 (thermography) 상 온도 저하가 있다, 그런 냉증은 사실 적습니다. 환자가 차갑다고 호소한다면, 그 호소를 받아들이고, 그 고통을 이해하지 않으면 치료가 시작될 수 없습니다.

진 무 탕

眞武湯

1포×3/일 4주 단위 처방

복부부터 찰 경우 유효합니다. 몸 전체가 냉할 때도 유효합니다.

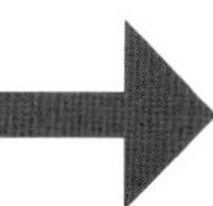

가 미 소 요 산

加味逍遙散✪

1포×3/일 4주 단위 처방

안면홍조, 얼굴이 뜨겁고 손발이 찰 때에 유효합니다.

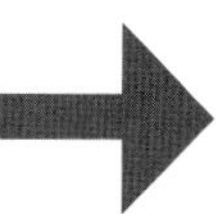

부 자

附子 추가 또는 증량

1~6g 4주 단위 처방

부자를 1g씩 증량합니다. 두근거림에 주의하며 3g까지 증량. 6g까지 사용가능합니다.

다양한 한약이 있지만, 우선 당귀사역가오수유생강탕부터 처방해 주세요. 많은 환자분이 좋아지는 것을 경험할 수 있습니다. 하지만 좀 더 좋아지고 싶다고 호소할 수 있습니다. 그때는 부자를 추가하거나 증량하던지, 다른 한약을 고려하는 등, 이것저것 환자분과 함께 잘 맞는 한약을 찾아봐 주세요.

어떤 저림이든

우차신기환

牛車腎氣丸

1포×3/일
4주 단위 처방

저림은 개인차가 있고 호소도 다양합니다. 기분 탓이라 무시하지 말고, 꼭 본인이 그것 때문에 힘들어 한다면 처방해 주세요. 부자 증량으로 효과가 나타나는 경우도 있습니다.

효과가 없으면

메슥메슥할 경우

저림같이 숫자로 표현할 수 없는 호소는 특히 의사들이 무시하기 쉽습니다. 저도 한방에 입문하기 전까지는 치료할 필요 없는 호소로, 제대로 듣지 않고 흘려버렸습니다. 하지만 서양의학으로는 치료되지 않는, 그런 호소를 하는 환자분에게는 꼭 현대적 한약치료를 시도해 주세요.

오적산으로 대체 가능

마황부자세신탕 麻黃附子細辛湯

1포×3/일 4주 단위 처방

우차신기환이 효과 없으면, 마황부자세신탕으로 시도해 봅니다. 우차신기환, 마황부자세신탕 모두 부자를 증량하는 편이 유효합니다.

계지가출부탕 桂枝加朮附湯

1포×3/일 4주 단위 처방

우차신기환에 함유된 지황이 위에 부담을 주기도 합니다. 식후에 복용하더라도 복용하기 힘들 때는 이 처방으로 사용합니다.

필독 목표는 소극적으로

저림도 완전히 치료하는 것을 목표로 삼으면 환자의 희망이 높아져 의사 부담만 증가합니다. 증상이 가벼워지는 것을 목표로 조금이라도 좋아진다면 그 한약을 지속 복용하도록 합시다. 그러면 증상이 소실되기도 합니다.

더위 탐 (가벼운 열중증)

어떤 더위 탐이든

오령산
五苓散

1포×3/일 불환금정기산으로 대체 가능
수일 단위 처방

효과 없거나
장기화될 경우

더위 탐 (가벼운 열중증)에는 한약 만으로도 대처 가능합니다. 물론 염분을 함유한 물도 마셔줘야 합니다. 또 여름에는 물을 마시고 절인 음식을 먹어줘도 좋습니다. 예방에도 좋습니다.

더운 곳에 있었더니 소변량이 줄고, 입이 마르며, 어지럽다 등의 증상을 호소하지만, 중대한 상황은 아니라면 오령산으로 어떻게든 해결이 됩니다. 중증 상황에서는 당연히 입원하여 정맥주사를 해야 합니다.

보중익기탕
補中益氣湯✪

1포×3/일 4주 단위 처방

덥고 기운이 없다고 할 때 사용해 주세요. 오령산으로 조금 나아지기는 했으나, 더워서 아직도 힘들다고 할 때도 사용합니다.

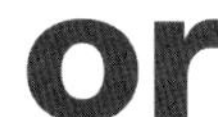

청서익기탕
淸暑益氣湯

1포×3/일 4주 단위 처방

보중익기탕+생맥산으로 대체 가능

더위 탐의 특효약입니다. 상비하고 있는 병원이 적으므로 보중익기탕이 안 들으면, 이것을 처방하면 효과를 보기도 합니다.

대표적인 더위 탐 해결용 한약이 청서익기탕입니다. 재고로 병원에 비치되어 있지 않은 경우에는 여름 만이라도 필요한 환자분들을 위해 준비하면 도움이 됩니다. 며칠만 투여해도 유효합니다. 더위 탐 예방을 위해서 미리 보중익기탕이나 청서익기탕을 쭉 복용하도록 지도합시다.

피로와 몸 무거움

어떤 피로와
몸 무거움이든

보 중 익 기 탕
補中益氣湯✪

1포×3/일
4주 단위 처방

피로 만능약입니다. 체력 기력을 증진합니다. 피로에 동반되는 증상에도 잘 듣습니다. 기운이 좀 난다면 어떻게든 되겠다 싶을 때 유효합니다.

효과가 없으면

필독

기력을 늘리는 한약 First Choice

피로 만능약인 동시에 피로를 호소하는 환자분에게 처방하면 다른 호소와 증상도 모두 좋아집니다. 숲 전체를 건강하게 하는 것입니다. 저도 일로 피곤할 때 애용하는 처방입니다. 보중익기탕을 복용할 때는 평상시에 복용하던 한약은 중지하도록 합니다.

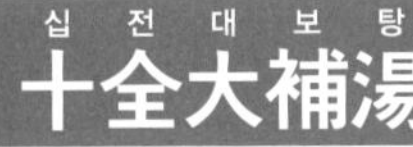

1포×3/일 팔물탕으로 대체 가능

4주 단위 처방

보중익기탕으로 효과가 적을 때 사용합니다. 빈혈 유사 증상도 개선시킵니다.

필득 보중익기탕과 십전대보탕

보중익기탕은 힘만 낸다면 무언가 할 수 있습니다. 그런데 기운이 들어가질 않습니다. 그런 느낌일 때 유효합니다. "군대에 가면 치료될 것 같은" 느낌입니다. 기합이 들어가더라도 안 될 것 같을 때는 십전대보탕이 유효합니다.

술 마시기 전, 숙취

어쨌든
술 마시기 전에는

황련해독탕
黃連解毒湯 ✪

항상
지참!

술 마시기 전에 복용합시다. 술 마신 직후에도 복용합시다. 반하사심탕(✪)이 더 낫다고 하는 분들도 있습니다.

너무 많이
마셔버렸다면

황련해독탕 외, 반하사심탕도 술 마시기 전에 좋습니다. 둘 중 어떤 처방이 좋을 지는 개인차가 있으므로 숙취가 잘 발생하는 분들은 꼭 시음해 보시길 바랍니다. 반하사심탕은 고급 위장약이라는 인상도 있으므로 저도 술을 많이 마셔야 할 때 애용하고 있습니다.

불환금정기산으로 대체 가능

오령산
五苓散

항상 지참!

술을 과도하게 마셨다고 생각될 때 복용합니다. 목이 마르고, 소변량이 줄며, 얼굴이 부어 있을 때 유효합니다. 얼굴이 붓고 머리가 아프며 갈증이 나고 소변이 적어지는 등의 숙취 전형적 증상에 유효합니다.

숙취가 생기면 어쨌든 물을 마시면서 오령산을 복용합니다. 깔끔해지는 경우가 많습니다. 일상생활 섭생이 무엇보다 기본입니다. 한약은 양생 중 하나입니다. 그렇다고 해도 과음하게 되는 경우도 종종 있는데, 그럴 때는 꼭 오령산을 써보세요.

목의 이상감각 (매핵기)

어떤
목의 이상감각이든

반하후박탕
半夏厚朴湯✪

1포×3/일
4주 단위 처방

목에 무언가가 있다, 목에 뭔가 걸린 것 같다, 목구멍이 좁아졌다, 식도가 좁아졌다, 기관이 좁아졌다, 어쨌든 숨쉬기 힘들다 등을 호소합니다. 그럴 때 사용합니다.

효과가 없으면

"어떤 느낌인지를 말씀해보셔요"라고 질문한 후, 들어보면 환자는 목주변의 이상한 느낌이라고 이야기하는 경우가 있습니다. 다른 일에 집중하다보면 잊게 되는 경우가 많습니다. 기분이 개운치 않은 것과 어느 정도 상관관계가 있습니다. 이럴 때 반하후박탕이 특효약으로 알려져 있습니다.

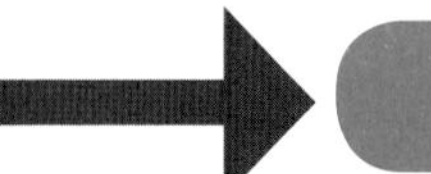

시박탕
柴朴湯

1포×3/일 소시호탕+반하후박탕으로 대체 가능

4주 단위 처방

반하후박탕과 소시호탕을 합쳐둔 것입니다. 반하후박탕이 무효하며, 이 처방이 유효한 경우도 꽤 있습니다. 영계출감탕이 유효하기도 합니다.

반하후박탕으로 치료되지 않을 때, 목주위의 이상한 느낌이 오래가면, 소시호탕과 합방한 시박탕을 사용해 봅시다. 기분이 상쾌해짐에 따라 목의 이상한 느낌이 없어지는 경우도 있고, 증상이 생길 때마다 반하후박탕을 복용해도 좋습니다. 향소산도 그때그때 복용하면 효과가 있습니다.

딸꾹질

어떤 딸꾹질이든

오수유탕
吳茱萸湯

1포×3/일
수일 단위 처방

우선 이 처방을 사용합니다. 약간 약한 타입용이지만, 우선 이 처방부터.

효과가 없으면

사실 임상 현장에서 딸꾹질에 대해 상담하는 것은 꽤 곤란한 면이 있습니다. 양약 중에는 좋은 효과를 보이는 것이 없습니다. 우선 오수유탕, 그 다음으로는 반하사심탕을 사용합시다. 민간요법으로 감꼭지를 달여 마시는 방법도 있는데, 이것도 꽤 유효합니다.

반하사심탕 半夏瀉心湯✪

1포×3/일
수일 단위 처방

오수유탕이 효과 없을 때 반하사심탕을 시도해 봅시다. 작약감초탕 복용이 유효할 때도 있습니다.

필독

명의일수록 적은 처방으로 대처

마츠다의원의 약속 처방 수는 50개입니다. 오츠카 게이세츠 선생의 말년 약속 처방 수는 36개였다고 합니다. 명의일수록 적은 처방, 간단한 처방으로 많은 병을 치료합니다. 초학자일수록 가능한 1가지 처방을 사용하도록 지도합시다.

장딴지 경련(쥐남)

어떤 장딴지 경련(쥐남)이든

작약감초탕
芍藥甘草湯

1포×취침 전 4주 단위 처방 +장딴지 경련 발생 시 바로 복용

보통은 새벽에 일어나므로 취침 전에 복용합니다. 그래도 일어난다면 그때그때 1포씩 복용합니다. 작약감초탕은 장딴지 경련 외 요부염좌, 요관결석, 위통, 생리통, 딸꾹질, 설사, 야간 울음 등에도 유효합니다. 팔미지황환도 유효합니다.

필독

가성 알도스테론증

작약감초탕은 감초가 하루 용량으로 6g이 들어있어 매식 전 1포×3/일로 장기 투여하면 위험합니다. 가성 알도스테론증(부종, 고혈압, 저칼륨혈증)이 발생합니다. 개인차가 있으므로 많이 복용하더라도 가성 알도스테론증이 생기지 않는 분들도 있습니다.

하지정맥류 심부정맥혈전증

어떤 하지정맥류 심부정맥혈전증이든

桂枝茯苓丸 (계지복령환)

1포×3/일 4주 단위 처방

하지정맥류 증상인 무거움, 쳐짐 등에 꼭 처방해 주세요. 하지정맥류는 양성 질환이기 때문에 의료용 스타킹을 적용하며 수술 전까지 버텨도 되는데, 그동안의 증상 개선에도 유효합니다. 또한 피부 내의 모세혈관 확장(Web type 정맥류)이 얇아지거나 소실되는 경우가 있습니다. 심부정맥혈전증 증상에도 유효합니다.

하지정맥류는 어느 정도 심한 상태라면 수술하는 것이 가장 좋습니다. 과거에는 수술을 할 수 없었기 때문에 증상 개선을 시도했던 것입니다. 그것이 바로 이 처방입니다. 계지복령환을 체질적으로 약한 분들에게도 병명 투여로 처방해 봤는데, 부작용은 없었습니다.

어떤 림프부종이든

柴苓湯 (시령탕)

1포×3/일 4주 단위 처방

암 수술 후 특히 유방암, 자궁 난소암 등 관련 수술을 한 뒤에 림프부종이 생기는 경우가 있습니다. 꼭 이 처방을 사용해 보세요. 암과는 무관한 림프부종에도 유효합니다. 건측과 비교해서 부어있거나, 심부정맥혈전증이 아니라면 이 처방이 좋습니다.

상하지 부종에 대한 중요한 치료법은 바로 압박입니다. 탄력 스타킹으로 확실히 압박합시다. 시령탕으로 건강했을 때의 원래 상태로 돌아가게 하는 것은 쉽지 않지만, 림프부종의 합병증인 봉와직염 빈도를 확연히 낮출 수 있습니다. 만에 하나 발생할 수 있는 봉와직염 대처용 항생제는 상비하도록 하는 것도 중요합니다. 열이 난다면 바로 항생제를 복용해야 합니다.

복부팽만감

어떤 복부팽만감이든

대 건 중 탕

大建中湯

1포×3/일
4주 단위
처방

복부가 가스로 팽만해진 것 같을 때 사용하면 가스량이 감소하며 편해집니다. 비슷하게 변이 머물러 있는 느낌일 때도 유효합니다. 향소산이나 안중산도 유효합니다.

복부가 가스로 팽만 되었을 때 복용합니다. 대장 내 가스가 감소하고 배가 들어갑니다. 변통도 쾌적해집니다. 방귀 냄새도 감소합니다. 수일~2주 정도는 경과 관찰하도록 합시다.

동상

어떤 동상이든

當歸四逆加吳茱萸生薑湯(당귀사역가오수유생강탕)

1포×3/일 4주 단위 처방

예전부터 동상 특효약입니다. 일 년 내내 복용해도 좋고, 동상이 있을 때마다 복용해도 좋습니다. 편한 방법으로 복용하면 됩니다.

당귀사역가오수유생강탕은 동상, 냉증 등에 유효하며 이 증상에는 무조건 사용해도 꽤 유효합니다. 간혹 가벼운 설사가 생기기도 하는데 그 외 부작용은 없습니다. 우선 시도해 봅시다. 당분간 복용하면, 중지해도 그 다음 해에 동상이 생기지 않는 것도 자주 경험했습니다.

목마름

어떤 목마름이든

백호가인삼탕
白虎加人蔘湯

1포×3/일
4주 단위
처방

갈증을 줄여주는 약입니다. 서양의학적으로는 문제가 되지 않는다는 점을 확실히 하고, 서양의학적 치료는 병행하면서 복용하도록 합니다. 맥문동탕(백출탕+생맥산으로 대체 가능)이 효과를 보이는 경우도 있습니다.

당뇨병이라는 개념이 없던 시대에 입이 마르다는 것에 대해 처방했던 한약입니다. 당뇨병을 한약으로 치료할 수 있느냐는 것은 여기선 논외입니다. 과거의 지혜를 목마름에 이용하면 꽤 유효하다는 것이 중요한 것이죠.

해외여행용 한약

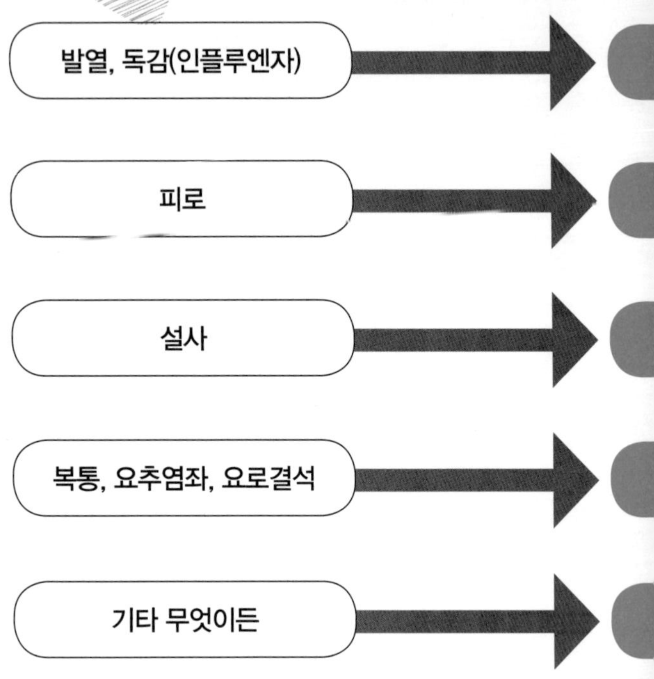

상사에 근무하는 친구가 "개발도상국에 해외출장 갈 때 가져갈 한약을 부탁해"라며 문의한 적이 있습니다. 이후 의료 설비가 완벽하지 않은 곳에 갈 때 만에 하나의 상황에 대비해 가지고 가도록 하고 있습니다. 이 이외에 항생제와 평소 복용하던 약도 당연히 지참해서 떠나야겠죠.

마 황 탕
麻黃湯

감기, 독감에 마황탕, 정형외과 질환의 진통제로도 사용 가능합니다.

그때그때 복용 대청룡탕으로 대체 가능

보 중 익 기 탕
補中益氣湯 ✪

일단 피로에는 이 처방을 합시다.

그때그때 복용

오 령 산
五苓散

설사, 과음, 숙취, 더위 탐, 부종, 두통에.

그때그때 복용 불환금정기산으로 대체 가능

작 약 감 초 탕
芍藥甘草湯

장딴지 경련, 요통, 요로결석, 복통, 설사에.

그때그때 복용

시 호 계 지 탕
柴胡桂枝湯 ✪

만능 약. 감기 후, 신경안정제로도

그때그때 복용

제가 알고 있는 상사맨들은 모두 튼튼한 타입의 사람들입니다. 그래서 마황탕으로 처방합니다. 마황제를 복용할 수 있는 가는 처방 선택 시 매우 중요합니다. 걱정이 될 때는 계지탕, 마황부자세신탕, 갈근탕(✪) 순으로 약한 타입에 쓰는 약부터 생각해 봅시다.

투석하는 환자에게

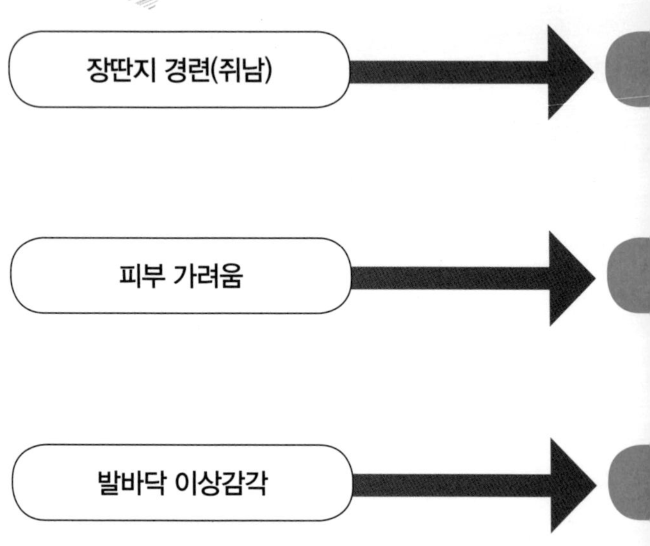

투석 중인 환자는 다양한 호소를 합니다. 신장 기능을 투석 기계로 대용하고 있기 때문에 모든 것을 보충해 줘야 하는지도 모릅니다. 원 질환에 의한 몸의 쇠약함도 있습니다. 서양의학적으로는 치료되지 않는 호소에는 꼭 위 처방들을 사용해 봅시다. 위에 언급한 사항 외로, 힘이 없을 때는 보중익기탕(✪)이 유효합니다.

작약감초탕 芍藥甘草湯

1포×1/일
4주 단위 처방+그때그때 복용

투석 중에 다리에 쥐가 나는 환자에게 유효합니다. 투석 전 복용해 두도록 합시다.

당귀음자 當歸飮子

1포×3/일
4주 단위 처방

투석 환자는 피부가 거칠거칠하며 가려움을 자주 호소합니다. 그럴 때 사용합시다.

우차신기환 牛車腎氣丸

1포×3/일
4주 단위 처방

투석 환자가 발바닥의 이상감각을 호소하기도 합니다. 당뇨병으로 인한 말초신경 장애로 불립니다. 모래 위를 걷는 느낌이라고 표현합니다. 그럴 때 유효합니다. 부자를 증량하면 더욱 유효합니다.

필독 시대에 따른 한약 제형을

잘 복용하지 않으면 음수량이 증가한다는 결점이 있습니다. 투석 환자는 음수량 제한이 있으므로 물 없이 복용할 수 있도록 한약을 개발할 필요도 있다고 생각합니다. 과거의 지혜를 살리면서 지금 시대에 맞춘 한약을 공급할 필요도 있습니다.

4장

처방이 잘 떠오르지 않을 때

처방이 잘 떠오르지 않는다①
3가지 중 하나를 선택한다

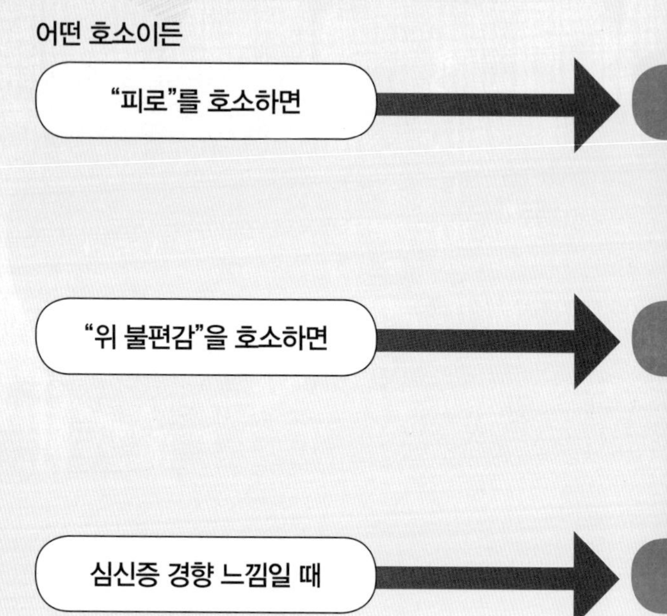

우선 한약을 처방해 봅시다

이 책에 나와 있듯 한약은 증상과 호소를 보고, 플로차트적으로 처방할 수 있습니다. 경험이 풍부한 사람이 한약이라는 카드를 과거의 경험에 기초하여 선택하고 처방하는 것에 비하면 타율은 낮을 수 있지만, 그래도 꽤 잘 듣습니다.

보중익기탕
補中益氣湯✪

1포×3/일
2주 단위 처방

어떤 증상이나 호소이라도, "피로"도 호소한다면, 이것을 처방하면 개선됩니다. 처방을 고르기 어려울 때 이런 작전도 있습니다.

인삼탕[이중탕]+이진탕으로 대체 가능

육군자탕
六君子湯

1포×3/일
2주 단위 처방

어떤 증상이나 호소이라도, "위 불편감"을 호소한다면, 이것을 처방하면 개선됩니다. 처방을 고르기 어려울 때 이런 작전도 있습니다.

시호계지탕
柴胡桂枝湯✪

1포×3/일
2주 단위 처방

어떤 증상이나 호소이라도, "심신증 경향"으로 느껴진다면, 이것을 처방하면 개선됩니다. 처방을 고르기 어려울 때 이런 작전도 있습니다.

필독

3가지 중 키워드를 잡아 처방

플로차트를 이용해도 처방이 잘 생각나지 않을 때, 다양한 처방으로 했지만 효과가 없을 때, 다양한 대처법이 있습니다. 일단, "피곤함" "위 불편감" "심신증 경향"을 키워드로 보중익기탕, 육군자탕, 시호계지탕을 처방해 봅시다.

처방이 잘 떠오르지 않는다②
최후의 수단을 사용해보자

어떤 호소이든

시호계지탕
柴胡桂枝湯✪

1포×3/일
2주 단위
처방

급성기가 아니고 환자의 호소에 대한 처방을 어떻게 해도 떠오르지 않을 때, 어떤 증상이나 호소든 시호계지탕을 처방해 봅시다.

필독 어쨌든 곤란할 때는 시호계지탕

제가 곤란할 때 사용하는 최후의 수단입니다. 처방 선택이 어려울 때는 시호계지탕을 2주간 처방하고, 그동안 이것저것 공부하며 다음 처방을 생각해 봅니다. 2주 후 "그럼 이 처방을 드리겠습니다"라고 하려 했는데, 환자분이 "저번에 준 약이 꽤 좋았어요"라고 말하는 경우도 꽤 있습니다.

처방이 잘 떠오르지 않는다③
따뜻하게 해보자

어찌해도 무엇을 처방해야 할지
모를 때는

진 무 탕
眞武湯

1포×3/일
2주 단위
처방

따뜻하게 하는 부자를 함유한 대표적인 처방입니다. 고령자 또는 젊지만 냉한 분이 있다면, 처방 선택에 어려움을 겪을 때 이 처방으로 사용해 봅시다.

팁

고령자용 갈근탕

진무탕은 고령자용 갈근탕이라고 불릴 정도로 어디에든 효과가 있습니다. 고령자나 젊더라도 몸이 냉한 환자라면 꼭 이 처방을 사용해 봅시다. 따뜻하게 하는 약과 물의 언밸런스를 치료하는 약이 모두 들어있으므로 어디에든 효과를 낼 가능성이 있습니다.

처방이 잘 떠오르지 않는다④
체격으로 나누어 보자

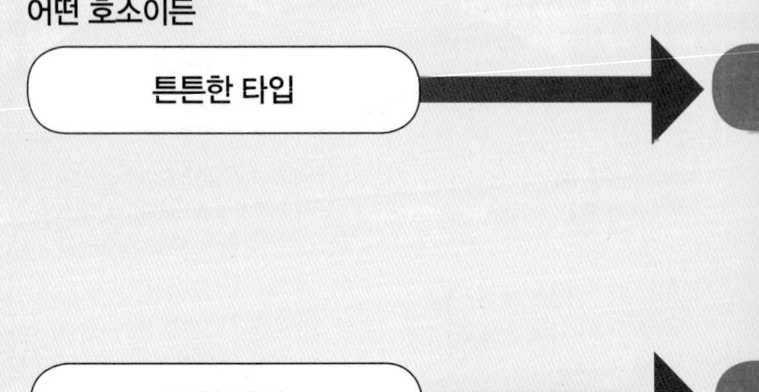

상성이 좋은 한약

대시호탕이나 소시호탕은 시호제라고 불립니다. 계지복령환과 당귀작약산은 오래된 혈의 울체를 개선하는 약입니다. 이 두 종류 약의 상성은 매우 좋은 편입니다. 일단 체격에 따라 처방해 봅시다. 다양한 증상이 치료된다는 것을 알 수 있을 것입니다.

대시호탕 大柴胡湯✪ + 계지복령환 桂枝茯苓丸

1포×3/일
2주 단위 처방

처방이 생각나지 않는데 튼튼한 타입이라면, 일단 이 처방을 2주간 처방합시다. 어떤 증상이든 좋아질 겁니다.

소시호탕 小柴胡湯✪ + 당귀작약산 當歸芍藥散

1포×3/일
2주 단위 처방

처방이 생각나지 않는데 약한 타입이라면 일단 이 처방을 2주간 처방합시다. 어떤 증상이든 좋아질 겁니다. 대시호탕+계지복령환인지, 소시호탕+당귀작약산인지 잘 모르겠을 때는 약한 타입용 처방을 사용합시다.

필독 오래된 혈의 울체가 없더라도

제 스승이신 마쓰다 구니오 선생의 스승은 오츠카 게이세츠 선생입니다. 그 분의 스승이신 유모토 큐신 선생이 애용하던 처방입니다. 일단, 처방을 고르기 어렵다면 위에 적혀 있는 타입 중 어떤 타입에 해당하는지를 먼저 생각합시다. 초진에서는 우선 이것을 처방하고, 그 반응을 토대로 다음 처방을 생각해도 됩니다.

처방이 잘 떠오르지 않는다⑤
기 순환을 좋게 해보자

아무리 해도 처방이
생각나지 않을 때는

반하후박탕
半夏厚朴湯✪

1포×3/일
2주 단위 처방

처방이 생각나지 않을 때, 다양한 한약을 처방해 봤지만 효과가 없을 때는 반하후박탕을 처방해 봅시다. 너무나도 약한 분에게 처방하면 허탈감이 발생하기도 합니다.

효과가 없으면

필독

기의 순환을 좋게 합시다

이런 저런 한약을 사용해 봤지만 개선되지 않을 때는 이른바 기 순환을 좋게 하는 한약인 반하후박탕이나 향소산을 처방해 봅시다. 겉보기에는 건강해 보여도 실제론 기 순환이 나쁜 것이 원인이었던 적도 있었습니다.

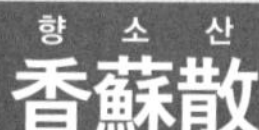

1포×3/일
2주 단위 처방

어지간한 병에 만능약입니다. 사용해 볼 가치가 충분합니다. 감기, 생선 식중독에 모두 유효합니다. 기분을 상쾌하게 해서 만능약이 되는 건지도 모르겠습니다.

필독

바빠서 병원에 오지 못하는 환자에게는

두 처방을 모두 주어 환자 본인이 선택하게 합니다. 두 처방을 한 번에 복용하면 무엇이 효과를 냈는지를 알 수 없으므로 반드시 무엇이든 한 가지를 복용하도록 지도합시다. 환자 자신이 '이럴 때는 이 처방으로 나아졌다'는 것을 체감하도록 하는 것입니다.

처방이 잘 떠오르지 않는다⑥
수분 밸런스를 맞춰 보자

아무리 해도
처방이 생각나지 않을 때는

오령산
五苓散

1포×3/일
2주 단위
처방

처방이 생각나지 않을 때, 다양한 한약을 처방해 봤지만 효과가 없을 때는 오령산을 처방해 봅시다. 오령산 이외의 수분 언밸런스를 치료한다고 알려져 있는 한약이 유효한 경우도 있습니다.

필독

"괴병은 수(水)의 변(變)"

예로부터 잘 치료되지 않을 때는 수분 언밸런스를 치료해 보라는 이야기가 있습니다. 수분 언밸런스를 치료하는 한약은 다수 있지만, 그 대표가 오령산입니다. 어떤 호소나 증상이더라도, 처방이 잘 생각나지 않으면 오령산으로 치료해 보자는 의미입니다.

"처방이 잘 생각나지 않을 때" 정리

1. 보중익기탕, 육군자탕, 시호계지탕의 적응증인지를 생각해 본다.

2. 일단 마지막 수단인 시호계지탕을 사용해 본다.

3. 몸이 찬 분, 고령자일 경우에는 진무탕도 유효.

4. 튼튼한 타입에는 대시호탕+계지복령환.

   약한 타입에는 소시호탕+당귀작약산.

5. 반하후박탕, 향소산으로 기 순환을 좋게 해 본다.

6. 오령산을 처방해 본다.

한약은 그날 처방할 수 있어야 합니다. 검사를 하고, 다음 날 그 결과를 토대로 처방하겠다며 시간을 끌고 처방을 생각해 보거나 할 수 없습니다. 그래서 시간 벌기 의미 측면에서라도 위에 적은 최후의 카드를 가지고 있어주세요. 2~4주 정도 처방하고, 그동안 스스로 고민 또는 지인들과 상담해 보고, 제약회사에서 제공하는 정보도 빌려, 다음 처방을 준비해 둡시다.

이렇게 어떻게든 처방을 사용하게 되면, 처방을 잘 사용할 수 있게 됩니다. 예를 들어 수영에서도 거의 수영을 못하는 사람이 상급자용 책을 읽더라도 그다지 의미가 없습니다. 수영해 보고, 조금씩 실력이 향상된 상태에서 궁금해지는 사항에 대해 책을 읽어가야 그 의미를 잘 알 수 있습니다.

성공과 실패를 여러 번 반복하며, 한약의 세계로 들어와 주세요. 이 플로차트가 거기에 일조할 수 있길 바랍니다.

좀 더 타율을 높이기 위해서는

이 책에서는 증상인 호소를 중심으로 유효 타율이 높은 한약을 나열했습니다. 과거의 지혜는 좀 더 타율이 높은 한약을 선택하는 것을 연구한 것입니다. 그것이 바로 한의학 이론입니다.

과학이 진보된 현재의 관점에서 보면, 정합성의 결여와 모순도 있지만 적절한 한약을 선택하기 위한 방편으로 이용합시다.

한약을 선택하기 위한 한의학 이론인 것입니다. 스스로가 이해할 수 없고, 납득하지 못한 한의학 이론은 패스합시다. 초심자는 좋은 점만 취하면 됩니다. 어쨌든 좀 더 좋은 한약을 탐색하는 수단으로 생각하며, 한의학 이론을 지금부터 공부해 봅시다.

한의학 이론은 기본적으로 가상적 병리개념입니다. 가상적 병리개념의 정당성을 의논하더라도 그다지 의미가 없습니다. 목소리 높은 사람이 이긴다고 해도 과언이 아니죠. 서양의학의 입장에 있는 선생님들이 이해할 수 있는 설명을 확실히 진행할 필요가 있습니다. 사용해 보고, 자기 스스로 사용하기 쉽도록 가상적 병리개념의 좋은 점만 취해 봅시다.

마치며

이 책은 한의학 금서에 해당되는 책일지도 모릅니다. 초학자가 학회나 연구회에서 발표하면 "왜 잘 알지도 못하면서 그런 처방을 하는가!"라며 꾸짖음을 듣는 광경을 자주 목격합니다. 이래서는 이제 막 한약의 매력을 접하기 시작한 사람들에게 한약 혐오감을 줄 수밖에 없습니다. 한약은 중대한 부작용은 드물고, 비용도 싸고, 잘 사용하면 효과가 잘 납니다. 서양의학적 치료로 치료되지 않는 환자분에게 한약이라는 별도의 선택지를 사용해 간다면 좋을 것입니다. 이것을 위해 후원하는 책이 바로 이 책입니다.

언제나 따뜻한 마음으로 한약을, 그리고 인생을 가르쳐 주신 마쓰다 구니오 선생에게 깊은 감사의 인사를 올립니다.

출판을 위해 고생하신 노무라 타카히사씨와 신흥의학출판사 하야시 미네코씨, 구보 칸나씨에게 감사드립니다.

저자 니미 마사노리

참고문헌

1) 마쓰다 구니오, 이나기 이치겐 : 임상의를 위한 한방 [기초편]. 커렌트쎄라피 1987.
2) 오츠카 게이세츠 : 오츠카 게이세츠 저작집 제1권~제8권 별책. 春陽堂, 1980-1982.
3) 오츠카 게이세츠, 야가즈 도메이, 시미즈 토타로 : 한방진료 의전. 南山堂, 1969.
4) 오츠카 게이세츠 : 증후에 따른 한방치료의 실제. 南山堂, 1963.
5) 이나기 이치겐, 마쓰다 구니오 : 퍼스트초이스 한방약. 南山堂, 2006.
6) 오츠카 게이세츠 : 한방의 특질. 創元社, 1971.
7) 오츠카 게이세츠 : 한방과 민간약백과. 주부의 친구사. 1966.
8) 오츠카 게이세츠 : 동양의학과 함께. 創元社, 1960.
9) 오츠카 게이세츠 : 한방 외길 : 오십년 치료체험에서. 일본경제신문사, 도쿄, 1976.
10) 마쓰다 구니오 : 증례에 따른 한방치료의 실제. 創元社, 오사카, 1992.
11) 일본의사회 편 : 한방치료 ABC. 醫學書院, 도쿄, 1992.
12) 오츠카 게이세츠 : 가집행림집. 香蘭詩社, 도쿄, 1940.
13) 미즈마 타다미치 : 첫 한방 진료 15화. 醫學書院, 도쿄, 2005.
14) 하나와 토시히코 : 한방진료 LESSON. 金原出版, 도쿄, 1995.

15) 마쓰다 구니오 : 권두언 : 나의 한방치료. 한방과 최신치료 13(1):2-4, 世論時報社, 도쿄, 2004.
16) 니미 마사노리 : 정말로 내일부터 사용할 수 있는 한방약. 新興醫學出版社, 도쿄, 2010.
17) 니미 마사노리 : 서양의가 추천하는 한방. 新潮社, 도쿄, 2010.
18) 니미 마사노리 : 프라이머리케어를 위한 혈관질환 이야기 한방 진료도 포함하여, 메디칼리뷰사, 도쿄, 2010.

참고자료

1) 주식회사 쯔무라 : TSUMURA KAMPO FORMULATION FOR PRESCRIPTION 쯔무라 의료용 한방제제. 쯔무라, 도쿄, 2009년 9월 제작.
2) 아키바 테츠오 : 양한통합처방으로 본 한방제제 보험진료 매뉴얼 (포켓판). 쯔무라, 도쿄, 2006.
3) 나가타니 센비진, 외 편 : 한방제제활용 매뉴얼-증 파악과 처방감별을 위해-. 쯔무라, 도쿄, 1998.
4) 주식회사 쯔무라 : KAMPO STUDY NOTEBOOK. 쯔무라, 도쿄, 2007년 3월 제작.

FlowChart
플로차트
韓藥治療
한약치료
지은이 니미 마사노리(新見正則)
옮긴이 권승원
펴낸이 최봉규

1판 3쇄 발행 2021년 1월 28일
1판 1쇄 발행 2017년 8월 28일

책임편집 최상아
북코디 밥숟갈(최수영)
편집&교정교열 주항아
본문디자인 제이아이디자인
표지디자인 최진영
마케팅 김낙현

발행처 청홍(지상사)
등록번호 제2017-000074호
등록일자 1999. 1. 27.

서울특별시 용산구 효창원로64길 6(효창동) 일진빌딩 2층
우편번호 04317
전화번호 02)3453-6111 팩시밀리 02)3452-1440
홈페이지 www.jisangsa.co.kr
이메일 jhj-9020@hanmail.net

한국어판 출판권 © 청홍(지상사), 2017
ISBN 978-89-90116-77-2 03510

이 도서의 국립중앙도서관 출판시도서목록(CIP) e-CIP홈페이지(http://www.nl.go.kr/ecip)와
국가자료공동목록시스템(http://www.nl.go.kr/kolisnet)에서 이용하실 수 있습니다.
(CIP제어번호: CIP2017018838)

보도나 서평, 연구논문에서 일부 인용, 요약하는 경우를 제외하고는
도서출판 청홍(지상사)의 사전 승낙 없이 무단 전재 및 복제를 금합니다.

* 잘못 만들어진 책은 구입처에서 교환해 드리며, 책값은 뒤표지에 있습니다.